月の癒《いや》し

自分の力で

ヨハンナ・パウンガー
トーマス・ポッペ
小川捷子 訳

Aus eigener Kraft
Gesundsein und Gesundwerden in Harmonie mit Natur- und Mondrhythmen
by Johanna Paungger & Thomas Poppe

訳者まえがき

小川捷子

1993年、ドイツで出版された本書は、大きな宣伝もなしに口コミだけでその評判が広まり、300万部を超えるロングセラーとなっています。

またこの本は、17カ国で翻訳出版されています。日本でも1997年の発売後、すぐにベストセラーとなり、それをきっかけに、月に関する興味が徐々に広がっていきました。そして今回、20年以上の時を経て、再び刊行の運びとなりました。

著者の一人、ヨハンナ・パウンガーは、オーストリア・チロル地方の農家に生まれました。彼女は、数百年ものあいだ、この地方に伝えられてきた「月のリズム」に関するさまざまな知識を祖父からうけついできたのです。

祖父がわたしに教えようとしたのは、見ること、観察すること、触れること、そして実際にためしてみることでした。祖父はいつも、わたしをただ連れ歩くだけで、かなり大きくなるまで、何を聞いても説明してくれることはありませんでした。そんなある日、わたしは祖父にたずねたことがあります。

「おじいちゃん、どうして（今日は）同じハーブばかり摘んでるの？　何かわけがあるの？」けれども祖父は、こう答えただけでした。「よく見ておくんだよ」

そして、噂を伝え聞いた人々のなかから、講演を依頼する人が現れ、彼女はそれを引き受けることになります。初めての体験にとまどい、笑われてしまうのではないかと不安な気持ちで臨みましたが、講演は大成功でした。初めは疑い深そうな表情だった聴衆が、またたく間に強い関心をしめしていくのがわかったというのです。

その後ヨハンナは、次々と講演を依頼されるようになり、後に夫となるライターのトーマス・ポッペとの出会いをきっかけに、二人で本を出版することになりました。

彼女が生まれ育ったチロル地方は、アルプス山脈にあるオーストリア西部の州。北はドイツ、南はイタリアに接しており、森林や牧草地、氷河などの優れた自然景観に恵まれています。

また「一般的な基準から見れば、きわめて不健康な生活をしながらも、病気もせずに90歳まで生きる」と本書でも触れられているように、この地域に住む人々の独自の生活ぶりは、ドイツをはじめとした近隣諸国の人々からも、関心の的になっているようです。

彼女は雑誌のインタビューのなかで、その理由につながるこんな発言をしています。

「わたしは、昔から伝わるこの教えとともに成長しました。もちろんわたしの家族もみな、月のリズムにしたがって暮らしています。これが正しいかどうか、それは実際にためしてみればわかります」

本書が、多くの人たちに支持された背景には、自然への回帰願望、現代医学への不信などがあったからなのかもしれません。

ところで、ここでいう「月のリズム」とは、満月や新月などの「月の相」や、「月の星座」を基にした「自然のリズム」のことです。

「月の星座」は、いわゆる「星占い（西洋占星術）」の星座とは違うものです（星占いでいう星座は「太陽の星座」、つまり太陽の動きにしたがって1年を12にわけたものですが、「月の星座」は、月の動きにしたがって、1カ月を12にわけたものです。毎月、牡羊座から魚座までのすべての星座の日があり、ひとつの星座の期間は2日～3日となります）。

本書では、天体すべての動きをひとつの時計と考え、「月」や「月の星座」をその針の役目をするものとして位置づけています。また、単に月の影響だけでなく、むしろ天体（自然）全体のリズムが、わたしたちに影響を及ぼしているという考えに基づいています。

バイオリズムやヨーロッパにおける風水などが、本書で扱われているのもそのためです。

昔から「月」は、人々の生活と密接な関係を持っていました。

多くの民族が月（太陰）の満ち欠けを基準にした「太陰暦《れき》」を基にして生活してきたことからも、それはわかります。

日本でも、明治時代の初めまでは、この「太陰暦」を使っていました。これは旧暦といわれ、旧盆、旧正月など、いまでもさまざまな行事に用いられています。

「潮の満ち干」が月の引力によるものであることは、よく知られている事実です。

昔から、人の生死は、この潮の満ち干に関係があるといわれています。人は満ち潮のときに生まれ、引き潮のときに死ぬことが多いというのです。また、満月の日は出産が多いともいわれています。

私たち人間の身体のおよそ60パーセントが水分でできていることを考えると、月の引力が身体に影響を及ぼしていることは、十分考えられることです。女性の「月経」の周期が、月の公転周期、すなわち月が地球を一周する期間とほぼ等しいのも、単なる偶然とはいえないのではないでしょうか。

本書を読むと、わたしたちが自然の、いえ、果てしない宇宙の一分子だということをあらためて思い起こさずにはいられません。同時にまた、わたしたち自身も小さな小さなひとつの宇宙を形作っているということも――。

本書は、人間の生活に深く影響を及ぼしている「月のリズム」を理解し、健康で幸福な暮らしをおくるための「処方箋《せん》」です。それは現代人が失いつつある自然治癒力を取り戻すことでもあります。月のリズムをもとにした正しい食事の摂《と》り方、健康に役立つハーブの利用法など、毎日の生活のなかで、実際に試すことのできるたくさんのヒントが紹介されていますが、一方で純粋に遊び心を刺激し、読んでいるだけでも十分楽しめるものです。

著者は、雑誌のインタビューのなかで次のように話しています。

「満ちていく月のとき（太りやすいといわれる時期）でも、だれかにピザを食べようと誘われたとしたらわたしは断りません。ルールに反してしまうかもしれませんが、人とのつきあいを大切にしたいし、あとで自分が責任をもってウエイトコントロールすればいいと思うからです。

また、わたしは人を説得しようという気はまったくありません。ただ知識を伝えたにすぎないのです。興味のある方は、どうぞやってみてください。これは万能薬ではありませんが、日々のささやかなトラブルを解決するお手伝いはできることでしょう」

「自分の身体は自分にしかわかりません。ですから、まず自分の身体が発するサインに耳を傾けることが大切です。医師は、あなたが健康になるための手助けをするに過ぎないのです」

月の力に導かれながら、自然との一体感を取り戻し、自分を癒す――それは、〝自分という宇宙の中で、自分自身が主役を演じて生きていこう〟という静かなメッセージでもあるのです。

最後になりましたが、本書を訳出するにあたり、月に直接関係のない項目を中心に、著者の了解を得たうえで、一部割愛したことをお断りしておきます。

『月の癒《いや》し――自分の力で』もくじ

第1章 月時計

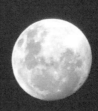

忘れられていた「月の力」

数千年ものあいだ、わたしたち人間は、自然のさまざまな「リズム」や「法則」と調和して生きようと努めてきました。

「太陽」や「月」の動き、「稲妻」や「嵐《あらし》」、「波」などの自然現象を読みとり、自然がともに奏でる調べに耳を傾け、その秘密を解き明かそうとしてきたのです。

氷に閉ざされた地域に住むイヌイット（エスキモー）の人々は、想像もつかないような厳しい環境のもとで生活しています。そのため、イヌイットには、およそ40もの「雪」と「氷」を表す言葉があります。彼らは、その40もの異なる状態を識別することができるからです。

北アメリカに住むネイティブ・アメリカンは、土や樹木、草の色をわたしたちよりも数多く区別できるに違いありません。経験と必要性によって、わたしたちの知覚は鋭くなっていくのです。

これまで、わたしたちの祖先は、ものごとの状態をただ観察してきただけでなく、その日時や季節、太陽をはじめ、月や星の位置についても研究を重ねてきました。

その結果、潮の満ち干、天気の動向、妊娠、産卵をはじめとする動物の行動、さらに、その他のさまざまな自然現象が、「月の運行」と密接な関係にあることを発見したのです。

日常的、非日常的な営み、たとえば外科手術や薬品の使い方、料理、食事、散髪、洗濯などの効果が、自然のリズムに支配されるということは、はるか昔からわかっていました。手術や薬にしても、日によって効き目や成功率が違っていたからです。

また、定住して暮らすようになると、植物にも、日々さまざまなエネルギーが作用していることや、それについて知っていると、農作物の栽培、手入れ、収穫に大いに役立つことに気づくようにもなりました。

たとえば、ある時期に集められた薬草は、他の時期に集められたものよりもはるかに効き目がある、といったようなことです。また、一定の日に種まきをすると、農作物はより速く、より抵抗力をもって育ちます。

ひと言でいえば、さまざまな行為には、それに必要な能力や道具だけではなく、「いつ」それがなされるかということが大きく関わっているのです。そのため、たとえ行為が「正しく」行われたとしても、それが「正しくない」時期に行われると、思ったような結果が得られないことがあります。

古代エジプト、ギリシャ、ローマ、インド、バビロンなどの建築物を考えてみてください。天体の観察とその軌道の正確な計算が、わたしたちの先祖にとって、どれほど重要だったかがわかるでしょう。

このようなことを繰り返すうち、それらを正確に表現するものが必要になってきました。つまり、いつでもどこでも使えて、天体の影響力が予見できるようなわかりやすい「システム」です。こうして、その年ごとに月の影響を記録する、一種のカレンダーのようなものが生まれたのです。

月をはじめとして、太陽や星は、天体時計の指針と文字盤の役目をしています。この天体時計によって、人間は自分たちの「行為」の結果を予想できるようになり、それまで一見無意味で偶然に見えた自然の力は、もはや、ただおそろしいだけのものではなくなっていったのです。

それからは、種まき、植え付け、手入れ、収穫、貯蔵など、生きていくために必要な行為の多くが、より計画的に、より効果的に行えるようになりました。なかでも重要なのは、医術に通じた人々による、さまざまな治療に及ぼした影響です。そうして多くのカレンダーは、月の動きに合わせて作られるようになりました。わたしたちの生活にとって、太陽より月の位置のほうがはるかに大きな意味を持っているからです。

何千年も前から変わることなく、祝日の多くは月の動きに従っています。たとえば復活祭（キリストが死んで3日目に復活したことを祝う祭り）は、紀元後2世紀末からずっと、春分（3月21日頃《ごろ》）後、最初の満月のすぐ後の日曜日ときまっています。

また、農事暦《のうじれき》（農業に従事する人たちに必要な事項が書いてある暦）や多くのカレンダーには、今日なお「月の星座」が記されています（西洋占星術の12星座は「太陽の星座」で、1年を12星座に分けたもの。一方、「月の星座」は、ひと月を12星座に分けたもの。ひと星座の期間は「太陽の星座」が約1カ月、「月の星座」は2～3日。巻末の「月の星座カレンダー」参照）。

ところが、何世紀かを経るうちに、月の影響に関するこのような知識は、ほとんど忘れさられてしまいました。そのため、「月の力」などというと、多くの人はいぶかしげな顔をします。その理由はいろいろありますが、何といっても、その最大のものは、近代科学への多大な信頼によるものでしょう。近代科学の発達によって、経験に根ざしたそれまでの知識は、ほとんど迷信の領域へと追いやられたかに見えました。

でも、それまでの何千年ものあいだ、わたしたちの祖先の知識欲を支えていたのは、しっかりとした洞察力です。彼らには、自然界には何ひとつとして無意味なものはないということがわかっていたからです。

学問、特に自然科学はある特定の見解と方法だけを選び出し、経験によるそれまでの方法の多くを無視してきました。そしてまた、さまざまな自然の力をばらばらに考察し、コントロールして、結果を正確に予想することに成功してきたのです。

しかしながら科学は、その世界観の偏りのため、本当に大切なものまで見失ってしまいました。月のリズムをはじめとする、さまざまな自然の規則性を観察し、注目するなどということは、あっという間に余計なものとして片づけられるようになってしまったのです。

たとえば、現代医学の考え方は、次のようなものです。

機械を修理する人は、ただその部分や補充交換部分だけに関わればよい。

つまり、痛みや症状をすばやく取り除き、その部分を「修理」すれば、治療は成功したとみなされるのです。「自然治癒力」を育てること、病気の予防と原因の究明、忍耐、医師と患者の信頼関係、これらすべては、はるかうしろに追いやられてしまっています。

それでも、わずかながら希望が見え始めています。医師のなかに、人間をひとつの統一体として考えようとする人が増えてきたからです。

人間は、進化によって、身体の各部分が偶然結び合わされたわけではありません。また人間の身体だけが、ひとつの組織として独立しているわけでもないのです。わたしたちの身体は、わたしたちを取り巻くすべてのものと密接につながっています。そして、人生において、何らかのバランスが失われたときに病気になるのです。

しかしながら、これらの知識の多くは、いまだ現代医学に入り込む余地がありません。たとえば月のリズムの影響にしても、現代の科学では理論づけることができないのです。「月が獅子《しし》座にあるとき、なぜ心臓手術の成功率が低くなるのか？」などという質問には、さしあたり答えのないままです。多くの医師が、この知識を認めないのはこのためです。

本書で紹介する法則や指示は、月の運行に関するものも含め、もっぱら個人的な経験と体験に基づいています。人間と自然を正確に観察することによって、わたしたちの先祖は、ものごとの「適切な時期」を知るようになりました。

自然には、月に限らずさまざまな「リズム」と「作用要因」があるのですが、この本では、次のような月の状態などに関する、わたしたち（著者）独自の知識と個人的な経験に絞りました。

・欠けていく月（下弦《かげん》）
・新月
・満ちていく月（上弦《じょうげん》）
・満月
・月の星座

いまだに学問的な証明ができないとはいえ、ずいぶん昔から、月の影響に関しては、いろいろなことがいわれてきました。たとえば「満月は人の心を騒がせる」とか「魚座は足に影響を及ぼす」などという言いまわしがあります。

実際に、月や月の星座は、ただ一種の時計の針の役目をしているだけなのですが、わかりやすくするために、この本でもこのような表現を使っています。

左ページの図のように、約28日かけて地球のまわりを運行する際、月は地球に対してつねにひとつの面しか向けていません。けれど月がちょうど地球と太陽のあいだになるとき、地球から見た月の表面は、完全に暗闇《くらやみ》に埋もれてしまいます。これが「新月」です。そして月が移動して、地球が月と太陽の間になったときが「満月」です。

例えば、新月の日に何も食べずにいると、身体は毒素を分解して外に出す力がもっとも高まっているため、普段の日より病気を予防しやすくなったりします。

新月のあと、しばらくすると細い三日月が現れます。「満ちていく月」(上弦)の相の始まりです。満月になるまで、およそ14日間の旅です。

このときには、身体をつくり、そして丈夫にしようとする行為は、それまでの2倍の効果を発揮します。けれども満月に近づけば近づくほど、外科的な手当て、けがの治療や手術には向かなくなります。

こうして地球をまわる旅の半分を終え、月は満月となります。夢遊病(睡眠時遊行症)

●地球から見た「月の満ち欠け」

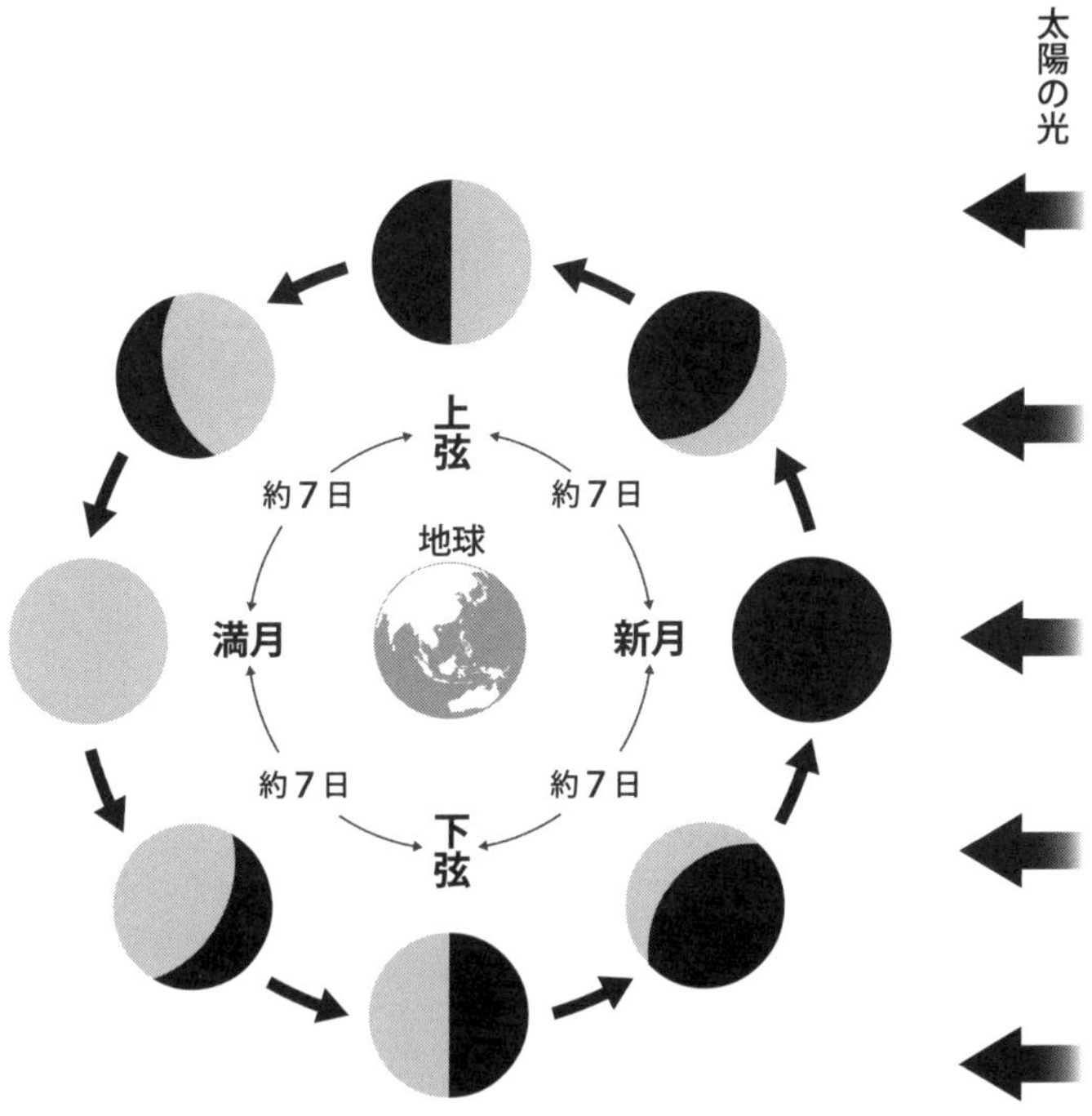

※月は約28日かけて地球を一周する

の人は眠ったままうろつき、出血の量は増え、この日に集められた薬草は、より強い力を発揮し、警察は、暴力行為や事故の増加を見込んで職員数などを強化し、助産師は忙しくなります。

そして、そのままゆっくりと月は運行し続け、約14日間の「欠けていく月」（下弦）の相が始まります。たとえば、手術はそれまでよりうまくいき、普段より少し多く食べたとしても、簡単には太らなくなります。さらに身体の「解毒《げどく》」（デトックス。体内の毒素を分解したり、老廃物を排出したりすること。血をきれいにする効果のあるお茶を飲むなどもこれにあたる）機能も促進されるのです。

バランスのとれた生活

自然界のものにはすべて、リズム、音、呼吸、光、振動があります。

また恒星から小さな細胞に至るまで、すべてのものは活動しています。不変で恒常的なものなど何ひとつありません。すべては生まれ、成長し、成熟し、消滅していきます。

自然に身をゆだねて生きること、それが、ひいてはバランスのとれた健康的な生活を送ることにつながっていくのです。

「バランスのとれた生活」とは自然や季節、そして自分の身体のリズムに忍耐強く耳を傾け、そのサインを理解し、その絶え間ない上昇と下降にあわせて生きることを意味します。人生の嵐を上手に乗りきるうえで、それは計り知れないすぐれた能力といえるでしょう。規則にがちがちに縛られて暮らすのも、だらしなく怠惰な人生を送るのも、同じように自然に反した生き方です。適度に気ままな生活（あるときは派手に騒ぎ、またあるときは友達との語らいや急ぎの仕事で夜を明かす）も、健康な生活には重要なことなのです。

わたしたちの身体は、人生という旅をするための乗りものです。思えばそれは、本当に奇跡的な装置です。何十年ものあいだ、それはすべてを許してくれるようにも見えます。つまり、誤った食事、運動不足、ストレス、たばこや酒の飲み過ぎ、長年にわたる自然のリズムを無視した生活など――。しかしながら、まさしくそのために、ちょっとした（身体の）不調を告げる大事なサインが見過ごされてしまうことがあります。

たとえば偏頭痛やかすかな胃の痛みなどは、薬が強力な作用を発揮して押さえ込んでしまうため、日常、ほとんど意識にのぼることがありません。

身体のサインに気をとめ、本当の原因を探り、生活習慣を変えるのは容易なことではありません。そのため、いよいよせっぱ詰まるまで何かで気を紛らわせたり、我慢してしまうことが多いのです。

満月から満月までの「月の効用」

満月から次の満月まで、月は大きく弧を描きながら、地球のまわりをひとめぐりします。それは「満ちていく月（上弦《じょうげん》）」と「欠けていく月（下弦《かげん》）」の２つの時期に分けられます。ここでは、月の位置が及ぼす影響を簡単に見ていくことにしましょう。

◑欠けていく月（下弦）――満月から新月までのおよそ14日間

欠けていく月には、「解毒」「洗浄」「発汗」「発散」、さらに「乾燥」「固定」などの作用があります。新月に近づけば近づくほど、その力は強まります。

もし、日時を選ぶことができるのであれば、手術や治療などは、すべてこの時期に行うといいでしょう。

また、家事にも影響を与え、消毒や掃除、洗濯などは、満ちていく月のときに比べて効果があがる（汚れが落ちやすいなど）だけでなく、とても簡単にできます。

もっとも大切なのは手術の成功率が高いということ、回復期間が短くてすむということです。傷口からはひどく出血することもなく、醜い傷跡が残る度合いも少なくてすみます。

●新月

新月の日は、身体の「浄化」や「解毒」などに最適です。そして何か新しいことを始めるのにも適しています。

たばこ、コーヒー、アルコールなどをやめたり減らしたりするスタートの日にするのもいいでしょう。このときには、禁断症状があまり強く出ないからです。

けれどもここで、「悪い習慣」といわれているものが、ただそう思わされているだけだということがあることを、しっかり心に留《とど》めておいてください。

たとえば、音を立ててスープをすするのは、悪い習慣ということになっています。何もこれを弁護するわけではありませんが、これは、身体にとって意味のある大切な行為が、いかに社会のしきたりの犠牲になっているかを示すひとつの例です。というのは、この「悪習」には、実は意味があるからです。音を立てることによって身体がそれをキャッチし、物を受け入れる状態を事前に準備することができるからです。

◐満ちていく月（上弦）——新月から満月までのおよそ14日間

満ちていく月は、「補給」「摂取」、つまり身体がいろいろなものを吸収してエネルギーを蓄えるほか、「保護」と「休養」を促します。

満月に近づけば近づくほど、その作用は強まります。

この期間に、「身体作り」を行うと、欠けていく月のときよりずっと効果があがります。

また、同じものを食べても、普段よりも太りやすくなります。あらゆる欠乏症は、この時期には治しやすくなります。とりわけ、ビタミンやミネラルは身体によく吸収されます。マグネシウム、カルシウム、鉄分などもよく効きます。

一方、むくみも起こりやすく、スズメバチの毒からキノコ中毒に至るまで、すべての中毒症状は重くなります（その反対に欠けていく月のときは、人によってはスズメバチに刺されても自分の唾液《だえき》を塗るだけですむこともあります）。

満月に近づくにしたがって、手術やその後の経過は、だんだん悪くなっていきます。副作用がひどくなるのです。

○満月

満月の日は、身体が何でも（人工添加物なども）よく吸収します。ですから何を食べても太りやすくなります。

この日から「ダイエット」を始めるのは、とても効果的といえます。

また、この日は普段よりもすみやかに水分が組織に吸収されるので、結合組織が柔らかくなります。そのため手術の予後（経過）はよくありません。普段よりも傷口からの出血の量が多くなります。

ワクチン接種後に起こる後遺症の状況を見ると、満月の3日前から、接種を避けたほうがいいということがわかります。特によくないのは、満月当日です。また接種後、数日は安静にする必要があります。

毎日の生活と「月の相」

次に「月の相（形）」の基本的な影響力についてお話ししましょう。

簡単にいってしまえば、欠けていく月のときには「放出」を、満ちていく月のときには「吸収」をすればいいということです。

そうはいっても、ここに書いてあることをただうのみにするのではなく、あなた自身で観察し、いろいろ試してみることが大切です（欠けていく月のときに熱いお風呂《ふろ》にはいると、満ちていく月のときより多く汗をかくことに気がついていますか?）。

もちろん現代では、月のリズムにあわせて生活するのは容易なことではありません。

そこでまず手始めに、次のようなことをしてみてください。

つらい仕事や、趣味（趣味といえども場合によってはストレスになりかねません）のうち、自分で期日を決めることができるものを、欠けていく月の時期に集中して行うのです。ゆっくり、少しずつ（自分でやってみることほど、説得力のあるものはありません）。

欠けていく月のときには「発散」し、満ちていく月のときには「抑制」してエネルギーを溜《た》め、準備し、計画する――それがいかに自然で、心地よいものかが実感できたら、どうして今までこの知識を応用せずにいたのか、なぜそれに気がつかなかったのかと残念に思うに違いありません。

わたしたちの身体は、その自然なリズムや要求を無視されると反発します。おそらく初めのうちは、あまりそれに気づかないことでしょう。特に、わたしたちが若く、抵抗力があるうちは。けれどもしだいに小さな刺激が積み重なって、ついには深刻な障害へとつながっていきます。

その意味でも、この本はけっして万能薬ではなく、即効性のある処方箋《せん》でもないということを、はっきりといっておきたいと思います。

自然のリズムを無視していても、そのつけがやってくるのはずっと後になってからなのです。同様に、そのメリットもまたゆっくりとしか現れません。

毎日一度、のんびりと椅子《いす》にもたれて、その日の行動と月のリズムが調和していたかどうか、思い返してみるのもいいかもしれません。

「月の星座」と病気の関係

太陽が1年かけて12星座をひとめぐりするのに対し、月は約1カ月でひとめぐりします。ですから月は、毎月ひとつの星座に2～3日滞在しています。これが「月の星座」といわれるもので、星座ごとに違った力をもっています。

それは生命界のいたるところに影響を及ぼします。なかには、月が星座を変えるときを身体で感じる人さえいます。たとえば、月が牡羊座に入ると頭が重いとか、魚座のときには、足の親指が痛むとか。

昔、医術の心得のある人たちは、病気と月の星座の相互関係を知っていたばかりか、それにきちんと従っていました。なのに、どの医学史にも、これについて記されていないのは奇妙というほかありません。

たとえばギリシャのヒポクラテス、あらゆる医師の頂点に立つこの人も、月が身体に及ぼす影響力を認めていました。彼は弟子にはっきりとこういっています。

「月の影響力を考慮することなく、医術を施す人間はおろかである」。そして、「月の星座に支配されている身体の部分を、その星座の日に手術してはならない」と。

実は、ひとつの星座は、きまった身体の部分を「支配する」といわれています（詳しくは第2章参照）。これは、胎児にも当てはまります。頭は月が牡羊座にいるときに、首は牡牛座、手は双子座というように移っていくのです。

また、昔の医術者たちは、月の位置と健康との関係について、次のような基本原則に従っていました。

●その星座の日に支配されている身体の部分や、器官のために行う手当てはすべて、普段の日の倍の効果がある――ただし、手術はのぞく。

例……魚《うお》座の日には、足裏反射ゾーン（足の裏を中心とする、くるぶしから下の足のツボ）をマッサージするといい。

●その星座の日に支配されている身体の部分や、器官に特別な負担をかけたり、無理をさせることはすべて、普段の日の倍も不利に働く。あるいは有害でさえある。

例……牡牛《おうし》座の日には、首のまわりを冷やさないようにする。

もし可能なら外科的な処置は避けたほうがいい。緊急手術はこの限りではない。

●月の星座に支配されている身体の部分を作る食べ物を摂《と》ったり、丈夫にするための手当

てはすべて、その星座の日で、しかも満ちていく月の期間のほうが効果的である。
ただし、その部分の「洗浄」や「解毒」には、欠けていく月のときのほうがよい。

さらに強調したいのは、次の点です。
「月の星座」が支配している身体の各部分には、34、35ページにある一覧表の「欠けていく月」と「満ちていく月」にいる期間が関係しているということです。各部分への治療は、半年ごとに違った効果を持つことがわかります。これは、多くの経験に裏づけられているものです。

例えば肝臓の治療（肝臓は蟹《かに》座によって支配されている）は、蟹座が常に「欠けていく月」にいる7月から1月までに行うほうが、効果的だということになります。

このように、それぞれの星座は「放出」と「吸収」を助ける働きを半年ごとに繰り返しています。これは、ある医学的な手当てをした場合、それが特に効果があがる時期を何年にもわたって記録した結果、明らかになったのです。

このリズムをつかめば、このような原則を応用することができます。
また身体の不調は、自分の欲望を押さえつけるなど、心の葛藤《かっとう》などが原因となっていることが珍しくありません。

「胸が張り裂ける」「はらわた（腸《ちょう》）が煮えくりかえる」「背筋が凍りつく」「鳥肌が立つ」「地に足がつかない」などの表現が示しているように、精神的な状態と肉体の関係はよく知られています。

なお、「月の星座」と病気との関係は、次の第2章で詳しくお話しします。

「月の星座」とその属性

あなたは戸外にいるとき、気温、気圧、湿度などの数値が同じなのに、そのときどきで違う風に感じた経験はありませんか？

曇り空なのに、ついサングラスをかけてしまうことは？

このわけは、月の星座の属性にあるのです。

牡羊座《おひつじ》、獅子座《しし》、射手座《いて》は暖かさ。

この日は行楽日和となります。とくに獅子座の日には、のどがかわきます。

双子座《ふたご》、天秤座《てんびん》、水瓶座《みずがめ》は光や風。

植物はたっぷりと光を取り込み、わたしたち人間にも、さわやかで気持ちのいい日が多いでしょう。とはいえ、目の弱い人にはあまりありがたくないかもしれません。光が強すぎ、曇り空でも、サングラスをかけたくなるからです。

牡牛座《おうし》、乙女座《おとめ》、山羊座《やぎ》は寒さや大地。

この日にハイキングなどに出かける場合は、いくらか暑いかなと思うくらいの服を持っていったほうがいいでしょう。

蟹座《かに》、蠍座《さそり》、魚座《うお》は水。

この日は大地が完全に乾ききることはありません。雨も降りやすくなります。もしどこかへピクニックに出かけるなら、敷物や雨具の用意をしたほうがいいでしょう。

新月と満月の日、月が双子座と射手座にいるときには天気は変わりやすくなります。

属性	栄養素	「欠けていく月」にいる期間	「満ちていく月」にいる期間
火	タンパク質	4月〜10月	10月〜4月
土	塩	5月〜11月	11月〜5月
風	脂肪	6月〜12月	12月〜6月
水	炭水化物	7月〜1月	1月〜7月
火	タンパク質	8月〜2月	2月〜8月
土	塩	9月〜3月	3月〜9月
風	脂肪	10月〜4月	4月〜10月
水	炭水化物	11月〜5月	5月〜11月
火	タンパク質	12月〜6月	6月〜12月
土	塩	1月〜7月	7月〜1月
風	脂肪	2月〜8月	8月〜2月
水	炭水化物	3月〜9月	9月〜3月

●各星座の特徴

星座	シンボル（イラスト）	星座が支配している身体部分	器官組織
牡羊座	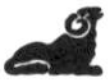	頭、目、鼻	感覚器官
牡牛座	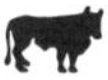	歯、耳、喉頭、顎《あご》、言語器官、首、うなじ、さらに甲状腺も含む	血夜循環
双子座	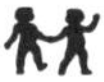	肩、腕、手	腺
蟹座	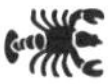	肺、食道、胃、十二指腸、肝臓、胆のう	神経
獅子座		血液、心臓、横隔膜も含む	感覚器官
乙女座		大腸、小腸、脾臓《ひぞう》、膵臓《すいぞう》	血夜循環
天秤座	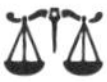	腰、腎臓、膀胱《ぼうこう》	腺
蠍座		生殖器、尿路	神経
射手座	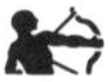	大腿《だいたい》	感覚器官
山羊座	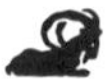	膝、皮膚、骨	血夜循環
水瓶座		下腿《かたい》（ひざから下の足首までの間）	腺
魚座	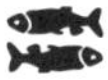	足（くるぶしから下）	神経

第2章 身体

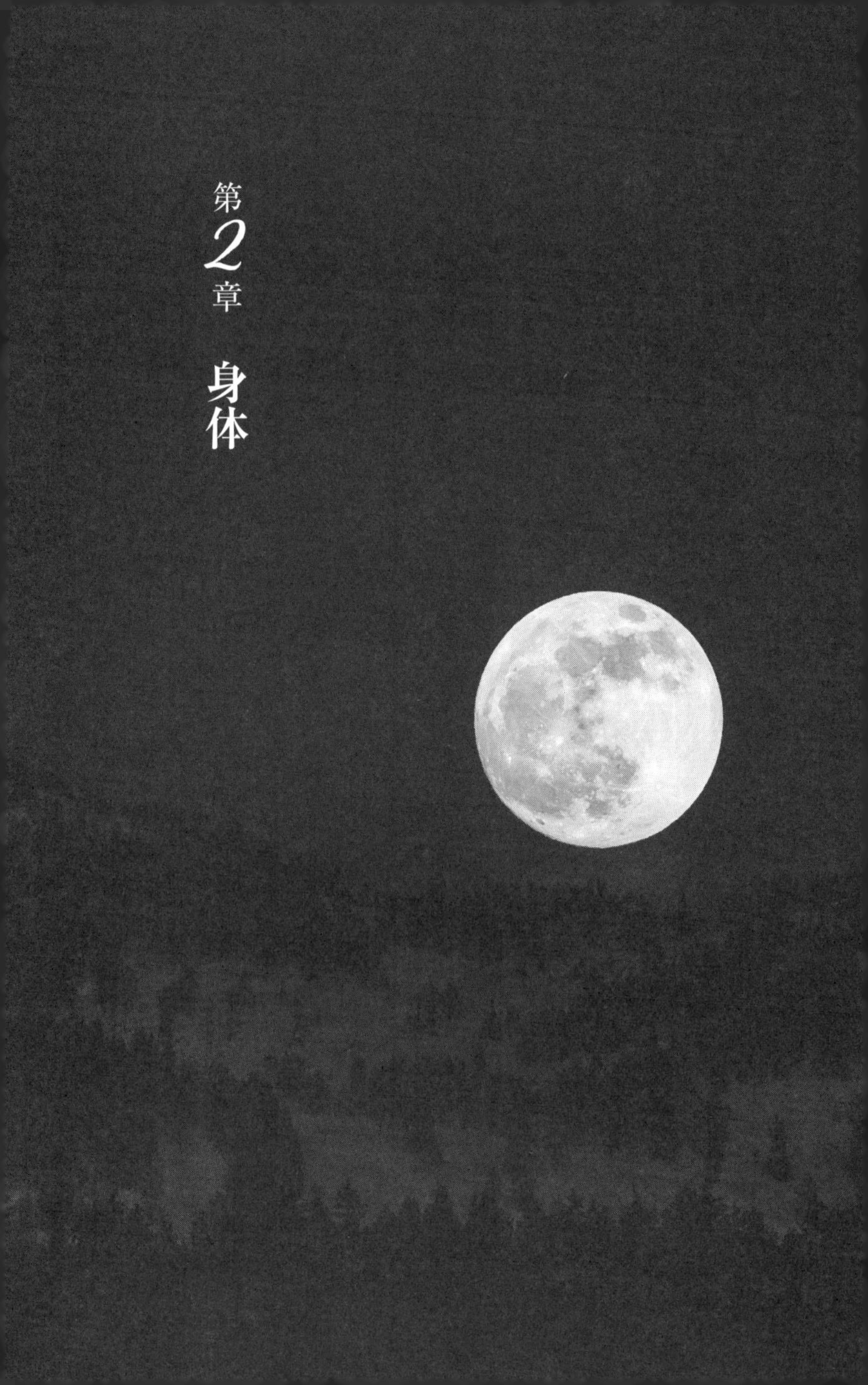

「月の星座」が支配する身体の各部分

この章では、各星座が支配する身体の部分（40ページ参照）と、そのトラブルへの対処の仕方を紹介していきます。

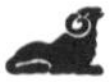

牡羊《おひつじ》座——頭、目、鼻

★牡羊座の日には、頭、目、鼻のために行う手当てはすべて、普段の日の倍の効果がある。ただし、外科的な処置や手術はのぞく。
★これらの部分に負担をかけることはすべて、普段の日より悪い結果になる。
★外科的な処置や手術をする場合、自分で期日を選べるのなら、牡羊座の日と3月20日〜4月20日までの期間以外の日がよい。欠けていく月のときであればもっとよい。

頭痛や目の疲れに効くコゴメグサや、鼻の不調に効く干し草くず（干し草を、ふるいにかけて取れる種子など）のような薬草は、この時期に摘んだものを煎《せん》じて飲むと、より効き目があります。

しつこくぶり返すものは、特に摘む時期が重要です。ストックしておきたいなら、満ちていく月の期間、それも満月の直前に摘み、満月のあとに干して蓄えるのがいいでしょう。そのときは、牡羊座が支配しているかどうかということはあまり関係ありません。

牡羊座に支配される身体部分のトラブルと対処法

・頭痛／偏頭痛

精神的なものであろうと、肉体的なものであろうと、何らかの依存症が関係していることがあります。また、食べあわせも偏頭痛を引き起こすことがあります。たとえば、全粒《ぜんりゅう》粉《ふん》の製品、カフェイン、あるいはチーズ、ぶどうなどを同時に摂るのはよくありません。

予防としては、この時期にたくさん水を飲むことをおすすめします。コーヒーやチョコレート、砂糖、卵の白身を摂るのもやめましょう。

しかし、このアドバイスは（他の場合もそうであることが多いのですが）あなたが自分の身体のサインを信頼できるようになっていて、初めて効果があります。

人に相談すれば、数え切れないほどの助言が押し寄せるでしょう。けれども、自分の内なる声に耳を傾けていれば、これらの助言のうち、たったひとつでたりるはずです。

●月の星座が支配する身体の各部分

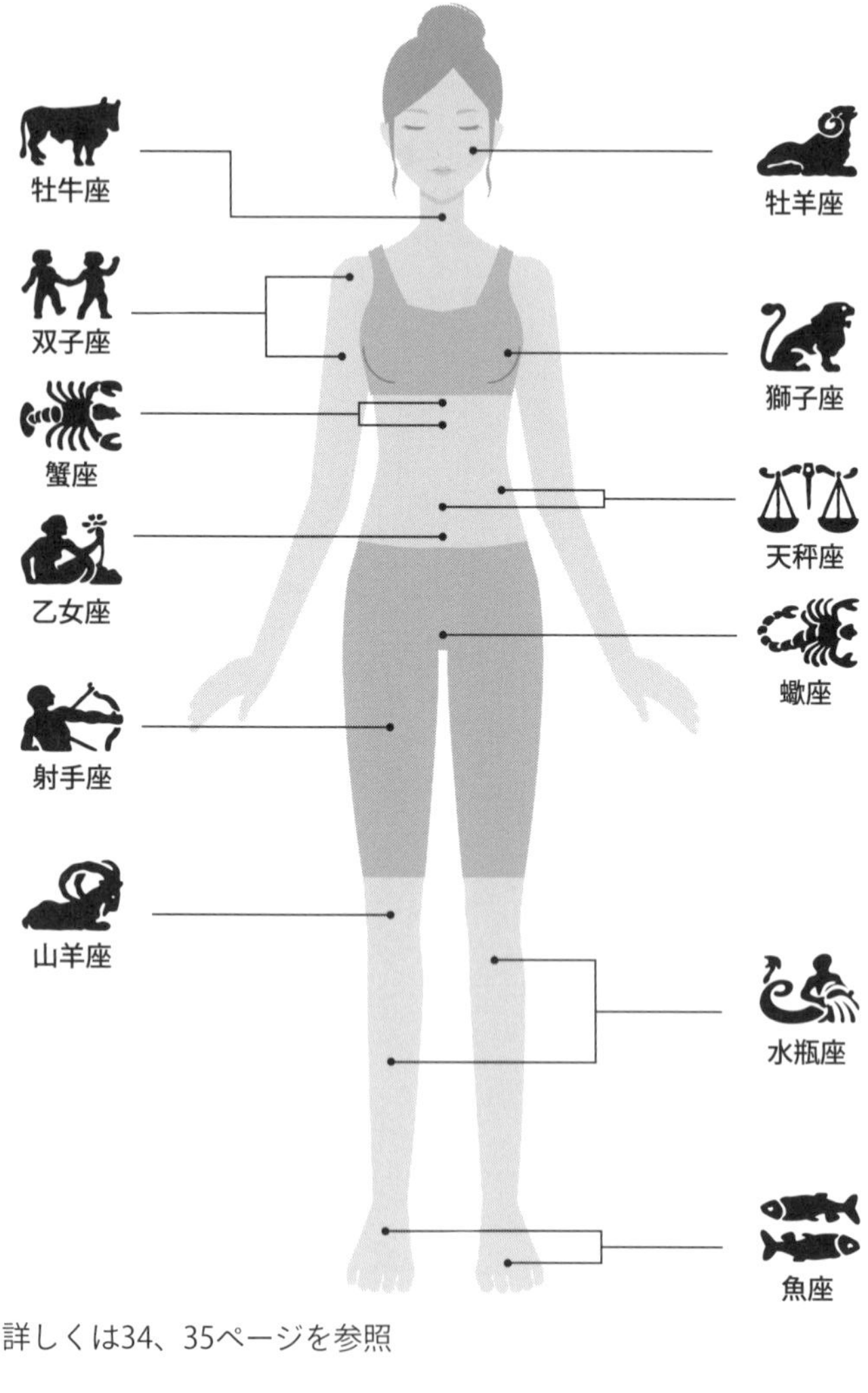

※詳しくは34、35ページを参照

また、何もいらないことさえあるかもしれません。あくまでも、それは個人個人にかかっています。統計にではありません。

しかし、そのためには、ぜひともあなた自身の正確な勘が必要になります。とりわけ、慢性疾患を抱えている人は、医師に全面的に頼らず、自分の身体をじっくり観察するチャンスだと受け取ってください。かかりつけの医師が、そのような積極的な態度をあまり歓迎しないようなら、さっさと他の医師、本当にわたしたちの友になってくれる医師を探すことです。

・鼻血

冷たいナズナ茶を飲んだり、首筋に冷たい湿布をしたりすると止まることが珍しくありません。何回も起こるようなら、隠れた病気（高血圧、貧血）などがないか調べましょう。鼻の静脈が弱っている場合もあります。

・いびき

いつもいびきをかく人は、寝ている場所が原因のことがあります（第7章参照）。ベッドの位置を変えるだけで治るかもしれません。

・風邪／インフルエンザ

予防には、靴を履いたまま、何かをつかむようにして規則的に足の指を曲げるといいでしょう。痛いくらいでいいのです。そうすると足の指先に強い圧力がかかり、これがまた身体のエネルギー循環を刺激して、回復を早めます。

赤い色の服装（靴下、下着、上着）も、慢性の悪寒《おかん》や風邪には効果があります（ただし熱のあるときはだめです）。レモンは思っているほど効くものではありません。

また、予防、治療効果は、ふつう収穫した日から2日以上たっている果物には期待できません。風邪やインフルエンザはいきなり発症するわけではありません。抵抗力が弱っているからなのです。

・蓄膿症《ちくのうしょう》

慢性の蓄膿症は、寝ている場所が原因のこともあります。あるいは、歯が原因かもしれません。徹底的に歯を治療した結果、よくなった事例がいくつかあります。

鼻のトラブルの多くや頭痛は、若い頃《ころ》、髪を洗ったあとに、きちんと乾かさなかったことが引き金になっている場合もあります。少なくとも冬は濡れた髪のまま外に出ないようにしましょう。椎骨《ついこつ》（この場合、第二頸椎《けいつい》）がずれていても起こります。カイロプラクティック療法士なら、効果的な治療ができます。

・目のトラブル

目の体操と遠くを見る練習。多くの本にも書いてあるとおり、これはとてもよい予防に

●人間の脊椎《せきつい》

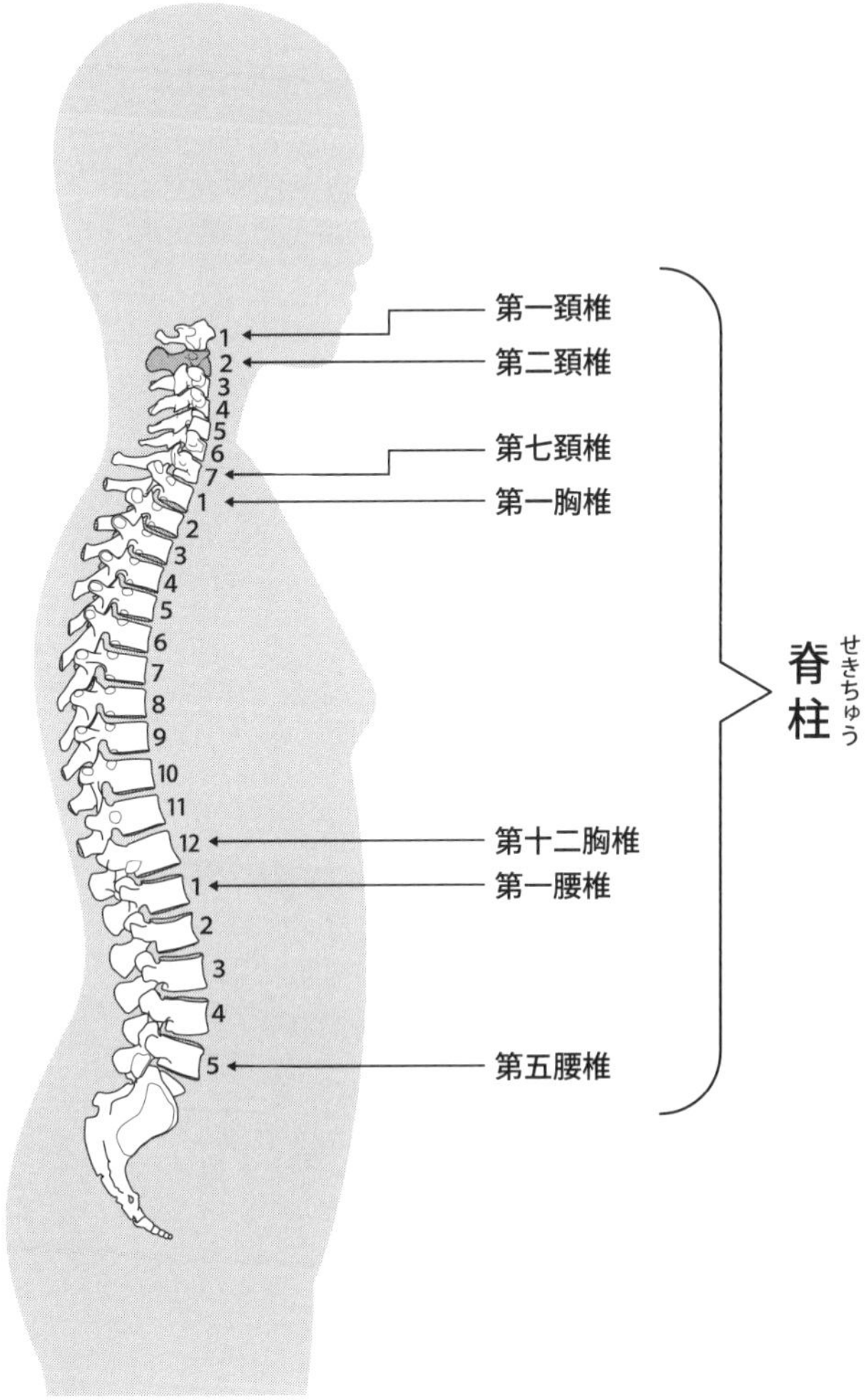
第一頸椎
第二頸椎
第七頸椎
第一胸椎
第十二胸椎
第一腰椎
第五腰椎
脊柱《せきちゅう》
1
2
3
4
5
6
7
1
2
3
4
5
6
7
8
9
10
11
12
1
2
3
4
5

なります。すでにめがねをかけていても効果があります。疲れ目に効く昔からの方法は、朝起きぬけに目を閉じて瞼《まぶた》に唾《つば》をつけること。

また、朝何も食べないうちに粒こしょうを2粒かむと、目の下の膨らみ（涙嚢《るいのう》）が目立たなくなります。視力障害も第二頸椎のずれからきていることが多いのです。

・結膜炎／ものもらい

結膜炎は、腎臓《じんぞう》の調子がよくないために起こることがあります。この時期、つまり牡羊座の日にたっぷり水分を摂るといいでしょう。一番いいのはただの水です。

けれども、結膜はほこりや衝撃、冷えなどでも痛めつけられます。生ぬるいコゴメグサの煎じ液に目を浸すと、すぐよくなります。コゴメグサが手に入らない場合は、やはり生あたたかい水道水でも（煮沸の必要はありません）代用できます。これは牡羊座の日だけでなく、欠けていく月のときにもよく効きます。

満ちていく月、または牡羊座の日に摘んだコゴメグサは、とりわけよく効きます。カミツレは目には向きません。効き目が強すぎ、後で繰り返し化膿《かのう》するからです。ただし、目以外なら、炎症一般によく効きます。この方法は、ものもらいにも応用できます。

・角膜炎

ビタミンAの欠乏は、重い角膜炎を引き起こします。もちろんビタミンAを摂るのが一番です。満ちていく月のときに、特に重点的に摂るといいでしょう。それでも変だと思ったら、すぐに信頼できる医師のところへ。

ビタミンAは、特ににんじん、黄色い動物性脂肪（バター、卵黄）などに多く含まれています。菜食をするときは、必ず少しだけオイルを加えます（オイルでいためてもよい）。そうしなければ身体はビタミンを摂れない、あるいは、摂取しにくくなります。

ビタミンAは、視力、角膜、網膜、皮膚（黄色くなった場合はビタミンAの摂りすぎです）、粘膜に働きます。

牡牛座《おうし》――歯、耳、喉頭、顎《あご》、言語器官、首、うなじ、さらに甲状腺も含む

★牡牛座の日には、歯、耳、喉頭、顎から首のあたりのために行う手当てはすべて、普段の日の倍の効果がある。ただし、外科的な処置や手術はのぞく。

★これらの部分に負担をかけることはすべて、普段の日より悪い結果になる。

★外科的な処置や手術をする場合、自分で期日を選べるのなら、牡牛座の日と4月20日～5月21日までの期間以外の日がよい。欠けていく月のときであればもっとよい。

牡牛座の日に外出するときは、普段より少し暖かめな服装をしましょう。首を冷やすとすぐに首筋がこります。首、うなじのマッサージが、この時期には特に有効です。

春と秋の牡牛座のときは、しゃがれ声になる可能性があります。ただのお茶でも効き目がありますが、咽頭炎《いんとうえん》の薬は、この時期には特によく効きます。

寒い季節の牡牛座の日には、耳を保護したほうがいいでしょう。風や音に特に敏感になっています。ときどき耳にオトギリソウの油を、注意しながら一滴垂らすと、耳の病気の予防になります。風の星座（双子座、天秤座、水瓶座）、または満ちていく月のときに摘まれたものならさらにいいでしょう。

牡牛座に支配される身体部分のトラブルと対処法

・のどの痛み／扁桃炎《へんとうえん》

何度もぶり返すのどの痛み、扁桃炎、あるいは首筋のこりは、第五、第六頸椎のずれからきていることがあります。

・耳の痛みと中耳炎

干し草くずを入れた布袋を、湯に浸して絞り、耳に当てるとよくなることがあります。

この時期には、生あたたかいカミツレの湿布、オトギリソウ油のひとしずくも普段より効果があります。

・甲状腺機能亢進《こうしん》

甲状腺が過剰に分泌されると、いらいら、不安、動悸《どうき》、発汗、不眠、下痢などが起き、そのままにしておくとひどい疲労感に見舞われます。

欠けていく月のとき、浄血作用のあるお茶を15時～19時までに飲むと効果があることが多いようです。満ちていく月のときには、クレソンのお茶を毎日飲むのもいいでしょう。

この時期、すじ肉はなるべく食べないようにします。甲状腺を抑制するために、生の菜食は効果があります。

ところで、第七頸椎は甲状腺を司《つかさど》っているため、ここがずれていると、腺機能によけいに負担がかかります。

・甲状腺機能低下

湿布、浄血作用のあるお茶、薬、これらを欠けていく月のときに。普段から飲んでいる薬の場合には、星座を考慮に入れる必要はありません。

また、栄養たっぷりの菜食をおすすめします。ただし、キャベツ類と漂白した小麦粉は甲状腺腫を促進させます。

甲状腺のトラブルに効くハーブについては、１４６ページに記してあります。

双子座《ふたご》——肩、腕、手

★双子座の日には、肩、腕、手のために行う手当てはすべて、普段の日の倍の効果がある。ただし、外科的な処置や手術はのぞく。
★これらの部分に負担をかけることはすべて、普段の日より悪い結果になる。
★外科的な処置や手術をする場合、自分で期日を選べるのなら、双子座の日と5月21日～6月21日までの期間以外の日がよい。欠けていく月のときであればもっとよい。

双子座の日は生き生きとした元気な気持ちでいられます。毅然《きぜん》とした態度やねばり強さは得意とするところではありません。雲の垂れ込めた日でも刺すような光を感じることがあります。

この時期に肩のためになる処置、たとえばマッサージや体操をすると、驚くほど効果があります。あとで筋肉痛が起きたとしても気にすることはありません。身体が正常に反応している証拠だからです。

肩のリウマチの軟膏《なんこう》は、特別よく効きます。双子座か牡牛座の日、または満ちていく月のときに摘まれたハーブで作られたものがいいでしょう。涼しい日に薄着をしたり、強い風を受けてドライブしたりすると、普段よりもダメージが強いでしょう。

双子座に支配される身体部分のトラブルと対処法

・肩のトラブル

体操、マッサージ、外科的な手当て、入浴。これらが特に効くのは、欠けていく月の双子座の日。鍼《はり》の心得のある人に治療してもらうと痛みが消えることが珍しくありません。

・リウマチ

まず解毒。それにはいくつもの方法があります。たとえば、イラクサ茶。

以前、まだシダ類がたくさん生えていたとき、人々はリウマチが痛むときにはベッドをシダ類で埋めていました。2枚のベッドシーツの間にシダ類を入れて縫いつけ、ベッドパッドにしたのです。

夜、痙《けい》れんを起こす患者には、ヒカゲノカズラ（シダの一種）の枕を作りました。

ところで、リウマチはまだ見つかっていない虫歯や、第十二胸椎のずれからきていることもあります。

蟹《かに》座——肺、食道、胃、十二指腸、肝臓、胆のう

★蟹座の日には、肺から胆のうのために行う手当てはすべて、普段の日の倍の効果がある。ただし、外科的な処置や手術はのぞく。

★これらの部分に負担をかけることはすべて、普段の日より悪い結果になる。

★外科的な処置や手術をする場合、自分で期日を選べるのなら、蟹座の日と6月21日〜7月22日までの期間以外の日がよい。欠けていく月のときであればもっとよい。

この数日間は、何となく不安で落ち着かない気分になることがあります。

これは水の星座（蟹座、蠍座、魚座）に共通しています。

リウマチの人は、蟹座、蠍座、魚座の日には、布団を干さないほうがいいでしょう。湿り気が残り、風邪をひきやすくなります。

一晩徹夜しただけで、翌日に目が腫《は》れたり、へとへとに疲れ切ってしまったりすることもあります。これは肝臓が回復していないせいです。

肺、肝臓、胆のうが弱い人はこの日に手当てをするとよいでしょう。

胃もときどき調子が狂います（げっぷ、胸やけなど）。ですから軽い食事をすることをおすすめします。

7月～1月までは、蟹座の日は欠けていく月の時期にあたり（34、35ページの表参照）、その後は満ちていく月になります。欠けていく月のときには「洗浄」に、満ちていく月のときは「補給」に向いているのはもうおわかりですね。

したがって、胃と肝臓の治療と解毒には、夏から冬にかけてのほうが、よい結果が得られます。

蟹座に支配される身体部分のトラブルと対処法

・気管支炎

信頼できる家庭薬はラードです。軽く温めて布に薄く塗り、夜、症状がおさまるまで湿布します。

理想的なのは、キンセンカから作った軟膏です。これは、しつこい慢性の気管支炎にも効果があります。

いずれにしても、最初に使った湿布は捨て、そのあとは毎回煮沸消毒してください！

・気管支喘息《ぜんそく》

これも寝る向きを変えるだけで、良くなることがあります。

・胸やけ

医療用の湿布などを塗ると効果があります。また、生のじゃがいもは予防効果がありまず。すりつぶしてから汁を搾り、大さじ3杯を食べ物に混ぜます。

これに代わるものとしては、生のりんご、あるいはカミツレ茶を一気に飲むのもいいでしょう。第六胸椎のずれが関係していることもあります。

・胃炎、胃潰瘍《いかいよう》

食生活を変えることは、たいていの場合、治療の基本条件です。しばらくの間、主として野菜をはじめとする植物性食品を摂ってみましょう。

予防には、皮ごとすりつぶした生のじゃがいもの絞り汁を毎回食事の前に飲むことです。良薬は口に苦し、ですが。

・肝臓、胆のうのトラブル

このトラブルの原因は実にさまざまなので、一般的なことはいえません。

一番いいのは安静にして寝ることです。ただし、昼間安静にしていても、夜活動してしまってはあまり効果がありません。肝臓と胆のうの回復に一番いい時間帯は真夜中だからです（第6章参照）。

肝臓と胆のうのあたりに、かなり温かい湿布をするとよいでしょう。干し草袋を熱いくらいに熱して湿布を作り（やけどに注意して）、2時間ほど患部にあてておきます。

胆のうを活性化させるための、ハーブを使う治療は、月が2度巡る間、つまり2カ月間続けましょう。それ以上はしないように！ そのとき、6月22日～7月22日までの期間が含まれていれば、申し分ありません。黄色は肝臓障害にプラスに働きます。

カイロプラクティックの療法士を訪ねるのもいいかもしれません。第四、第五胸椎のずれが関係している可能性があります。

獅子《しし》座——血液、心臓、横隔膜も含む

★獅子座の日には、血液の循環と心臓などのために行う手当てはすべて、普段の日の倍の効果がある。ただし、外科的な処置や手術はのぞく。
★これらの部分に負担をかけることはすべて、普段の日より悪い結果になる。
★外科的な処置や手術をする場合、自分で期日を選べるのなら、獅子座の日と7月22日～8月23日までの期間以外の日がよい。欠けていく月のときであればもっとよい。

一般的にいって、獅子座の日には血液の循環が活発になります。また背中が痛んだり、心臓の調子が多少おかしくなったりします。

血液の循環がよくなかったり、眠れなかったりしたときには、普段の日より消耗が激しいかもしれません。けれども、長くは続きません。次の乙女座の日に移ると、たいていは治ってしまいます。

獅子座の日には、ときどき動悸《どうき》がすることを覚えていてください。心臓の悪い人は、蟹座の日に、すでにそれを感じることがあります。

また獅子座は、血液の循環や心臓に治療効果のあるハーブを摘むのによい時期です。

獅子座に支配される身体部分のトラブルと対処法

・心臓のトラブル

重い心臓疾患の多くは、ベッドのおかれている場所がよくないことも原因のひとつになっています。また第二胸椎のずれが関係していることもあります。

・高血圧

嗜好品《しこうひん》（コーヒー、アルコール、ニコチン、甘いもの）の摂りすぎはよくありません。

血圧を下げ、おだやかに効くハーブや野菜はヤドリギ、ニンニク、玉ねぎ、スギナです。

果物（果実も含む）の星座でもある牡羊座、獅子座、射手座の日につけこんだ果物も調整に役立ちます。

塩に影響を及ぼす牡牛座、乙女座、山羊座の日に塩辛い食事をしたときなど、血圧が変化するかどうか注意してみてください。寝るときの向きも血圧に影響を及ぼします。

いつも北か西に頭を向けて寝るようにしましょう。近くに川などがあるなら、方位に関係なく、流れの方向を横切るように寝てください。流れと同じ向きで寝ると、翌朝疲労感を感じ、さからうと頭が重いことが少なくありません。

・低血圧

新陳代謝を促すことが大切です。

朝の体操、15時～19時までのあいだにたっぷり水分を摂る（一般的にいって、わたしたちは水分を摂る量が少なすぎます）、脊柱《せきちゅう》の矯正《きょうせい》、こってりした食事をやめる、運動する、などです。

・痛風

欠けていく月のときに2週間、1日2回、規則的に15時～19時のあいだに、イラクサ茶を飲むとよいでしょう。

また、寝る場所や電磁波などの放射も検討してみる価値がありそうです。

乙女座《おとめ》——大腸、小腸、脾臓《ひぞう》、膵臓《すいぞう》

★乙女座の日には、大腸、小腸、脾臓、膵臓のために行う手当てはすべて、普段の日の倍の効果がある。ただし、外科的な処置や手術はのぞく。

★これらの部分に負担をかけることはすべて、普段の日より悪い結果になる。

★外科的な処置や手術をする場合、自分で期日を選べるのなら、乙女座の日と8月23日〜9月23日までの期間以外の日がよい。欠けていく月のときであればもっとよい。

乙女座の日は、園芸や農業には重要な役割を果たし、ほとんどの作業に適しています。胃腸の弱い人は、この時期にしばしば消化不良になります。こってりした食事をやめるのはそう簡単ではありませんが、せめてこの2〜3日だけでもがまんすると、とても効果があります。

乙女座の日に摘んだハーブは、消化機能を助けるだけでなく、血液、神経、膵臓によい影響を与えます。なかでも、浄化作用のあるお茶、たとえば乙女座の日に摘んだイラクサ茶はよく効きます。冬に備えて摘む場合は、9月まで待ちましょう。乙女座が再び欠けていく月の時期に現れるようになるからです。

オレンジ色は消化や便通をスムーズにする働きがありますが、乙女座の日にその色の服を身につけるといっそう効果があります。

また紫色は脾臓を活性化し、免疫力を高めます。

乙女座に支配される身体部分のトラブルと対処法

・腸のトラブル

腸や消化のトラブルを抱えた人は、極端な方法を取りがちです。たいていの場合、早くよくなるようにとせっかちになるからです。けれども、長年続いた行動パターンや食習慣は、一朝一夕で変えられるものではありません。

この要因として、生ものの摂りすぎも考えられます。本来、生の食べ物は健康にいいのですが、何ごとも程度問題です。

これも椎骨のずれが関係している場合があります（特に第六、第十二胸椎、第一腰椎《ようつい》）。

・便秘《べんぴ》

この後の「食事」の章（第3章）を、よく読んでください。

下剤の使いすぎがどんなによくないかを、ここで強調しておきます。

その本来の役目を、薬によって奪ってしまうと、わたしたちの身体は機能を停止したり萎縮《いしゅく》したりするからです。朝食の前に、湯冷まし（生ぬるい水）をコップ一杯飲むと、驚くほど効果があります。

簡単な体操をするのもいいでしょう。毎朝寝たままの姿勢で、まず、右の膝を両手で持ち、1分間右の胸に引き寄せ、それから左も同じようにします。その後、両膝を引き寄せます。がんこな便秘も、これをすれば2～3日でよくなることがあります。

おそらく右から左へソフトに圧迫することで大腸が刺激されるからでしょう。つまり消化された食べ物のかすが自然に動くのです。

黄色の服も消化不良に効果があります。療法士はマッサージとカラーテラピーを組み合わせて（これは魚座の日でもよい）大きな効果を上げています。

・**下痢**

ここでも食事が大きな要素を占めています。下痢をしているときには、黄色の服や持ち物などは避けましょう。

・**肥満**

食事の章を丁寧に読んでください。それから、次のことを忘れないでください。

「やせているという理由だけで、幸せな人はいない」

肥満は食習慣が原因です。ただやみくもにダイエットしても、結局は肥満がリバウンドし、さらにもっと長期間、それにとらわれるようになる危険性があることを、しっかり心に銘記してください。自分の思考方法と行動習慣をよく理解することが何より大切です。

・膵臓のトラブル

さしあたり白砂糖をやめましょう。白砂糖には何の効能もないからです。けれども、どうしても甘いものがほしいというのなら食べてもかまいません。ただし、多くの場合、甘いものは、何か満たされない気持ちの代用にすぎないということだけは覚えておいてください。

♎天秤《てんびん》座――腰、腎臓、膀胱《ぼうこう》

★天秤座の日には、腰、腎臓、膀胱のために行う手当てはすべて、普段の日の倍の効果がある。ただし、外科的な処置や手術はのぞく。

★これらの部分に負担をかけることはすべて、普段の日より悪い結果になる。

★外科的な処置や手術をする場合、自分で期日を選べるのなら、天秤座の日と9月23日～10月23日までの期間以外の日がよい。欠けていく月のときであればもっとよい。

天秤座の日には、「今日はどの星座の日だっけ？」と聞きたくなることがよくあります。天秤座の日はとても平穏でバランスがとれているので、はっきりした徴候を示さないからです。

けれども、腎臓や膀胱の炎症が起こりやすくなります。たとえば水泳パンツが濡れているだけで、腎臓や膀胱に負担がかかってしまいます。ですから天秤座の日には、この部分を冷やさないよう気をつける必要があります。

予防には、15時～19時のあいだにたくさん水分を摂ること。こうして腎臓と膀胱をよく洗浄するのです。また、この時間帯にオドリコソウ（またはホトケノザ）を摘んでください。その花ですばらしいお茶が作れます。

骨盤のあたりを中心にした体操も非常に効き目があります。

天秤座に支配される身体部分のトラブルと対処法

・腎臓のトラブル

ときどき腎臓のトラブルがあるならトマトは控えましょう。結石の原因になるからです。19時以降は牛乳を飲まないようにしましょう。牛乳は腎臓に負担をかけ、悪夢の原因になることがあります。第十胸椎は腎臓を支配しています。これがずれていると、やはり同じような悪影響があります。

・膀胱炎

水か刺激の少ない飲み物を、のどの渇きに関係なく大量に摂ること。薬用茶（薬効がある植物の葉や種子などを煎じたもの）ならさらにいいでしょう。先に記したオドリコソウのお茶を15時～19時のあいだに飲んでください。薬局などで買った場合でも同じ時間に。

絶えずぶり返すようなら、第三腰椎がずれているのかもしれません。カイロプラクティックの療法士に相談してみてください。

・腰のトラブル

どうしても手術が必要なら、乙女座と天秤座、蠍座の日を避け、欠けていく月のときを選びましょう。左右の腰にトラブルがある時には、数週間の間隔を置いて、それぞれの腰を手術したときに違う結果になることが珍しくないのはこのためです。

蠍《さそり》座――生殖器、尿路

★蠍座の日には、生殖器、尿路のために行う手当てはすべて、普段の日の倍の効果がある。ただし、外科的な処置や手術はのぞく。

★これらの部分に負担をかけることはすべて、普段の日より悪い結果になる。
★外科的な処置や手術をする場合、自分で期日を選べるのなら、蠍座の日と10月23日～11月22日までの期間以外の日がよい。欠けていく月のときであればもっとよい。

蠍座の時期には何かと根気がなくなります。精神的、心理的なエネルギーはやや落ち込み、奇妙な予感がしたり、これまで自分でも気がつかなかったほうへ考えが向いたりします。人によっては、この星座の力を、手に負えない不気味なものに感じたりもします。妊娠している女性は、蠍座の日には、無理をしないようにしましょう。流産しやすいからです。満ちていく月のときには特に気をつけましょう。

尿管も刺激を受けやすくなっていますから、何か手当てをするといいでしょう。足や骨盤、腎臓のあたりを冷やすと、膀胱炎や腎臓炎にかかるおそれがあります。リウマチを患っている人は、寝具を外に干すのを控えましょう。湿り気が残ります。

セイヨウノコギリソウを入れて半身浴をすると、婦人病に効果があります。

おもしろいことに、蠍座の日に摘んだハーブは、目的にかかわりなくすべてによく効きます。満ちていく月の期間中、あるいは満月の日に摘んで、欠けていく月のときに保存します（袋やコップなどに入れて日陰で保存すると日持ちがよくなります）。

蠍座に支配される身体部分のトラブルと対処法

・不妊

不妊や勃起《ぼっき》障害のおもな理由に、仕事や睡眠の場所がよくないことがあげられます。

また、神経路を圧迫する古傷や椎骨のずれ（たとえばスポーツの事故、自転車や木から落ちたときのけが、それからおもに第三腰椎のずれなど）のこともあります。これは腕のいいカイロプラクティックの療法士なら、たいていすぐに治してくれます。

ハーブも役に立ちます。たとえば、センテッドゼラニウムはよく効きます。

恥ずかしがりやの両親が使う「コウノトリが子供を運んでくる」との昔からの言い伝えは、ひょっとするとこのあたりに訳があるのかもしれません（ドイツ語では、センテッドゼラニウムは「コウノトリのくちばし」の意）。

・勃起《ぼっき》障害

原因も対応策も、不妊の場合と共通しています。

そのほかの原因に、ある一定の年齢を迎えたら、パートナーとはベッドで何もしなくても「ノーマル」である、という広く知れわたっている思いこみがあります。これはまったくばかげています。この思いこみが人を勃起障害にしてしまうのです。体質ではありません。そして、おそらくこれからお話しすることを知らないからです。

睾丸《こうがん》が、身体の外についているのはなぜだと思いますか？

それは、ごく簡単な理由からです。体温は、ほぼ37度もあるため、もし身体の中にあったとしたら、高温のために精子は無力になってしまうのです。それに比べて睾丸の温度は低いので、精子を受精可能な状態に保てるのです。ですから、たとえば窮屈なズボンや、その他の理由で睾丸の温度が高くなると、生殖能力が危うくなります。

したがってその対抗策はごくシンプル。それは冷たい水です。このおかげで自分の性的な能力の不足からくる自信喪失、それどころか男としての「引退」から救われた男性は数え切れません。

行為の前、あるいは毎日、朝晩規則的に冷たいシャワーを浴びます。全身、あるいは少なくとも腰に。この方法はすでに驚くほどの実績をあげています。これが高年になっても性的な能力を保つ秘訣《ひけつ》です。特別な薬とか食事とか素質ではなく――。

・月経困難症

ハゴロモグサのお茶を蠍座の日に摘んで飲むと、症状が軽くなるだけでなく、予防にもなります。月経のトラブルを改善するお茶は蠍座の日に飲むとよく効きます。もしできるなら、摘むのもこの星座の日がいいのです。

月経がこないときにはときどき泥湯《どろゆ》をしたり、ハーブを入れたお湯で半身浴や足湯をしたりするといいでしょう。このとき、次第に温度を上げるようにします。

射手座《いて》――大腿《だいたい》

★射手座の日には、大腿（太もも）のために行う手当てはすべて、普段の日の倍の効果がある。ただし、外科的な処置や手術はのぞく。

★これらの部分に負担をかけることはすべて、普段の日より悪い結果になる。

★外科的な処置や手術をする場合、自分で期日を選べるのなら、射手座の日と11月22日～12月21日までの期間以外の日がよい。欠けていく月のときであればもっとよい。

射手座の日には、大胆な、場合によっては軽率な行動をとってしまうことがあります。また、さわやかな行楽日和になります。といっても条件付きです。この日に限って座骨神経や静脈、大腿が痛むことが珍しくないからです。

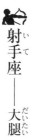

腰から大腿まで痛むこともあります。というのは、双子座の日同様、射手座の日も天気が変わりやすいからです。

ですから、射手座の日には、日頃なれていない大がかりなハイキングなどを計画しないほうがいいでしょう。
マッサージはよく効き、萎縮した筋肉をほぐします。

射手座に支配される身体部分のトラブルと対処法

・座骨神経痛

この部分のマッサージは特によく効きます。あとは、平凡なようですが、無理をしないこと。湿布もいいでしょう。

山羊《やぎ》座――膝、皮膚、骨

★山羊座の日には、膝、皮膚、骨のために行う手当てはすべて、普段の日の倍の効果がある。ただし、外科的な処置や手術はのぞく。
★これらの部分に負担をかけることはすべて、普段の日より悪い結果になる。
★外科的な処置や手術をする場合、自分で期日を選べるのなら、山羊座の日と12月21日～1月20日までの期間以外の日がよい。欠けていく月のときであればもっとよい。

この星座の日には頭がすっきりするので、大切な仕事をするのに向いています。すごく暑い夏の日にさえ、それを不快に感じずにすむことがあり、日陰に行くとさっと涼しくなります。骨全体に負担をかけると（特に膝）、山羊座の日には一層こたえます。射手座の日と同様、初心者は本格的な山登りなどの計画を立てないほうがいいでしょう。とりわけ膝を痛めているスポーツ選手は無理をしないこと。湿布や軟膏をすり込む手当ては非常に効果があります。

他の骨や関節についても同じことがいえます。たとえば穏やかなストレッチなど。これは毎日の体操の際に必ずやりましょう。また、山羊座の日は、肌の手入れや皮膚病の治療に向いています。

山羊座に支配される身体部分のトラブルと対処法

・脊柱《せきちゅう》のトラブル

脊柱（背骨）の悩みは今日、ほぼ90パーセントの子供が抱えています。なぜでしょうか？

大事な成長期に非人間的なほど長時間、健康によくない椅子《いす》や机に縛りつけられているからです。同じ姿勢を続けないように気をつけ、まめにストレッチをしましょう。

水瓶座《みずがめ》――下腿《かたい》（ひざから下の足首までの間）

★水瓶座の日には、下腿のために行う手当てはすべて、普段の日の倍の効果がある。ただし、外科的な処置や手術はのぞく。

★これらの部分に負担をかけることはすべて、普段の日より悪い結果になる。

★外科的な処置や手術をする場合、自分で期日を選べるのなら、水瓶座の日と1月20日〜2月18日までの期間以外の日がよい。欠けていく月のときであればもっとよい。

このときには、少しばかり散漫になります。直感的にものごとを考えようとするため、規則どおりに行動するのがいやになったりもします。

この時期には静脈炎《じょうみゃくえん》になることがあります。時間が許すなら、足に軟膏（ヒレハリソウ）をそっとすり込むといいでしょう。

静脈瘤ができやすい人は、あまり長い間立ち続けないように。唾液が役に立つことは、26、44ページですでにお話ししましたね。唾液は疲れ目に効くだけでなく、足にもいいのです。

エネルギーの流れを活発にするため、朝、何も食べないうちに両膝の裏のくぼみに唾液をすり込みます。
その際、下から上へと軽く圧《お》しながらマッサージしてください。

水瓶座に支配される身体部分のトラブルと対処法

・静脈瘤

静脈瘤は血液の循環がスムーズでないことの現れです。たいていは便秘を伴います。長い間立ちっぱなしでいる、身体の片方だけに無理がかかるなどのほか、結合組織の弱さにも関係があります。第五腰椎のずれは血行障害、足の冷え、こむら返りなどを引き起こすことがあります。

静脈瘤の手術は、欠けていく月の時期が望ましいでしょう。ただし、山羊座、水瓶座、魚座の日は避けましょう。特に水瓶座の日を！　満ちていく月の水瓶座の日に手術をすると症状がぶり返すかもしれません。適切な時期を選べば、ぶり返さないだけでなく、傷跡も小さくてすみます。

軟膏は必ず膝に向けてすり込みます。満ちていく月の期間に行えばもっと効果がありま す。皮膚が軟膏をよりよく吸収するからです。

・こむら返り

夜のこむら返りのおもな原因は、マグネシウムの不足です。これは食事か錠剤で摂りましょう。応急処置として、かかとを思い切り突っ張るか、足の指を上に向けて曲げます。ヒカゲノカズラは痙《けい》れん全般に効果があります。夜中によくこむら返りを起こす妊娠中の女性は、ベッドの足の部分にヒカゲノカズラを入れたクッションをおくと効果があります。足の指や中足骨《ちゅうそくこつ》が関係していることもあります。カイロプラクティックに行くのもいいでしょう。

魚座《うお》——足（くるぶしから下）

魚座によって月の周期は閉じられ、また新しい周期が始まります。

★魚座の日には、足のために行う手当てはすべて、普段の日の倍の効果がある。特に足裏反射ゾーンのマッサージは効果的。ただし、外科的な処置や手術はのぞく。

★これらの部分に負担をかけることはすべて、普段の日より悪い結果になる。

★外科的な処置や手術をする場合、自分で期日を選べるのなら、魚座の日と2月18日～3月20日までの期間以外の日がよい。欠けていく月のときであればもっとよい。

この星座の日にはものごとの輪郭がぼやけ、現実の向こうへと目を向けがちになります。普段しっかりした考えを持っている人も、気持ちが揺らぐことがあるかもしれません。行楽を計画している人は、雨具の支度を忘れないように。また地面に腰を下ろさないこと。

魚座の日が関わる身体の部分そのものは比較的狭く、足とその指だけです。けれども、その力はばかにできません。このときに身体に入るものは、ニコチンでもアルコールでも、食事、薬でもすべてが普段よりはるかに強く作用します。

この原因ははっきりとはわかっていません。ひょっとすると足が全身の経線の終点になっているのかもしれません。足の、ある一点を刺激することで身体の各部分、各器官が、予防し、症状を和らげ、治癒するように働きかけるのかもしれません。足裏反射ゾーンのマッサージの効果を考えるとそんな気もします。いずれにしても魚座の日が最適です。

この日は足のいぼの治療にも向いています（けれども外科的な処置は避けてください）。これは、欠けていく月のときにするように気をつけてください。また、リウマチを病《や》んでいる人は、魚座の日には寝具を干さないように。湿り気が残るからです。

魚座に支配される身体部分のトラブルと対処法

・魚《うお》の目／たこ／いぼ

魚の目は電磁波などの放射や、歯にトラブルがあるサインかもしれません。ベテランの指圧師は、足の裏や指のたこの位置から、身体のどの部分、どの器官に負担がかかっているかを読みとることができます。

欠けていく月の水瓶座の日に魚の目取りの絆創膏《ばんそうこう》を貼《は》り、それに続く魚座の日に（およそ4～5日後）、はがしてください。足のトラブルや魚の目の予防のためには、山羊座や水瓶座の日に新しい靴を下ろさないことです。

欠けていく月の期間には、痛みのひどい足の裏のいぼも取りやすくなります。いぼを取るには夜、絆創膏に穴をあけていぼの上に当て、絆創膏がいぼにさわらないようにしてください。そして新しいニンニクを半かけ、いぼの上に当て、この上から別の絆創膏を貼って一晩そのままおきます。翌朝、できたらシャワーのあとにそれをはずし、夜になったらまたニンニクをとりかえ、これを新月まで繰り返します。だんだんといぼが黒っぽくなり、しまいにはころりと取れます。

さて、これで月の星座の影響についてひととおりお話ししました。いろいろ試しながら、自分でこれを感じとれるようになった人は、もう始終カレンダーを気にする必要はありません、月のリズムで暮らすための練習は、たとえば、
牡羊座の日――頭にあまり負担をかけない
牡牛座の日――涼しい日にはスカーフを首に巻いて出かける。親不知《おやしらず》を抜かない
という具合に段々と下半身へとすすめていき、最後の魚座では、足湯や足裏反射ゾーンのマッサージをしようというふうにすればよいのです。

手術にとって適切な時期

前にもお話ししたギリシャの医者、ヒポクラテスは日記にこう記しています。

「月の星座に支配されている身体の部分に鉄をあててはならぬ」

つまり、「月の星座に支配されている身体部分を、その星座の日に手術してはならない」といっているのです。たとえば、獅子座の日には心臓手術は避け、天秤座の日は股関節の手術を、山羊座の日には膝関節の手術を避けるように、と。

前にお話ししたことを、ここでもう一度思い出してください。

「月の星座に支配されている身体の部分や器官のために行う手当てはすべて、その星座の

日には普段の日の倍の効果がある――ただし、手術はのぞく」

これをさっと読んだだけでは手術は例外のように思えるかもしれません。けれどもこれは、やはりこのルールに沿っているのです。手術は、最終的に身体のためになるにしても、その瞬間に限っていえば負担になるからです。これは臓器の摘出にもいえます。

★手術をする場合、自分で期日を選べるなら欠けていく月のときにする。満月に近づけば近づくほど向かなくなる。満月当日は、一番よくない。

★月の星座に支配されている身体の部分をその星座の日に手術すると、普段の日より負担が大きく、身体を弱らせる。

もし期日が完全に自分の意志で選べるようなら、その他、太陽の動きも計算に入れるとよいでしょう。つまり「月の星座」だけでなく、「太陽の星座」も考慮したほうがいいということです。たとえば8月（獅子座の月）は、心臓の手術は避けるというように。

星座から星座への、2つの星座の移行は緩やかに行われます。力の交替は、時間単位で正確に決まっているわけではありません。カレンダーでは魚座と記されていたとしても、魚座の1日目の朝にはおそらく水瓶座の影響がまだ残っているでしょう。魚座の最後の晩には、すでに牡羊座が顔を出し、頭部に影響を与え始めているかもしれません。

前後の星座も避けるようにお話ししたのはそのためです。

ひょっとすると、こういう疑問があるかもしれません。

天秤座の日が本来好都合であるはずの欠けていく月にあり、そのとき股関節の手術を計画していたときには、天秤座の持つマイナスの影響力はどうなるのか、と。こういう場合は基本的にこう考えてください。

「月の相のほうが月の星座よりも影響力が大きい」

一例としてここに股関節手術を例にとってご説明しましょう。

よい……………欠けていく月で、天秤座ではない

まあよい………欠けていく月で天秤座

よくない………満ちていく月で、天秤座ではない

非常によくない……満ちていく月で天秤座

もっとも向かない……満月で天秤座

身体の他の部分にもこれを応用することができます。

ではいったいどうして手術をするとき、「適切な時期」がそんなに大事なのでしょうか？術後の合併症や感染症は、満ちていく月の時期のほうが起こりやすいうえに、治癒や回復にも比較的長い時間がかかるからです。満月に近づけば近づくほど出血量は増え、血は止まりにくくなります。また、傷跡も残りやすくなります。

また傷跡は美的にマイナスなだけではありません。特にそれが、手と足の反射神経を中断している場合には、身体によくないのです。もちろんこれはマッサージ師や鍼灸師《しんきゅうし》、医師や理学療法士たちに治療してもらうことができます。けれど、正しい時期を選ぶことで醜い傷跡が避けられるならばもっといいに決まっています。

したがってもっとも重要なことは、もし可能なら、外科的な処置（特に手術）は欠けていく月のときにすることです。

この事実は多くの医師にはまだ知られていません。新しい知識が受け入れられるまでには、つねに長い年月が必要だからです。「産科医は、出産のときに消毒済みの手袋をつけなければならない」という知識ひとつとっても、これが正しいと認められるまでには何十年もかかったのですから——。

ここで、緊急手術についてひとこと。事故や緊急事態の手術の期日は、もちろん自分で決めることができません。盲腸が癒着しかかっていたら、月がどこにあるかなどと気にかけてはいられないでしょう。でもそれでいいのです。人生には自分で自由に決められないことがたくさんあります。

担当の医師がすぐに手術するようすすめたら、従ってください。もし後からそれがふさわしくない時期だったとわかっても、心配することはありません。大きく深呼吸して、自分に言い聞かせてください。

「月がどこにあろうと、わたしは自分の治癒力を信じる」

医師にどう接すればいい？

たとえば担当の医師が適切でない時期に手術をするといったとします。そういうときにはどうしたらいいのでしょうか？

自分の都合だけで治療が受けられないのは仕方ありません。しかし、ひとつだけいえるのは、わたしたちの身体は、結局自分が治すのだということ、医師はそれを助けるにすぎないということです。

そのことを認識している医師を選んでください。

ですから、
1、そういう姿勢が感じられなかったら、
2、診断や目的、治療法をあなたにわかる言葉で説明しようとしなかったら、
医師を替えましょう。

いいかえれば、月のリズムに関する理解があるなしに関わらず、このような医師は患者の身になってくれるはずはなく、また、患者の身になって治療する医師は、多かれ少なかれ、その希望に添うよう、努力してくれるはずだからです。

歯のトラブルと「月のリズム」

月のリズムを知っていると、歯の治療や手入れにも役立ちます。今日、4歳の子供がすでに歯に詰め物をしているのは、不思議でも何でもありません。健康状態全般や食事法、正しく「噛《か》む」ことを忘れてしまったことの影響は歯に現れるからです。

歯の病気の予防には、ビタミンとミネラルを豊富に摂るとすごく効果があります。これはすでに子供のときに教えなければならない食習慣です。一番いいのは妊娠中から。歯磨き剤なしに毎日歯を磨いても、自然に沿った食事をしていれば問題はありません。また、甘いものについていえば、その害は、本来は精神的な面にあり、歯にはそれほど悪影響はないのです。

膿《う》んでいる歯のために、どれほど全身が脅《おびや》かされているか。これはあまりに過小評価されています。けれども実際はCTなどで見なければわからないほどの小さな歯根の炎症のために身体のあちこちにトラブルが起きている場合もあるのです。

多くの慢性疾患や痛み、たとえば脊柱のトラブル、蓄膿症、リウマチ、疲労感などは、まだ見つかっていない歯の病巣が原因のことがあります。

そうとは知らず、専門医から専門医へと渡り歩くことが少なくありません。そんなとき、歯を治療したり、抜いたりすることで症状がよくなることがあります。不運なことに、それらの病巣はレントゲンに写らないことがあるからです。そういうとき、ベテランの療法士なら、原因をつきとめることができます。

鍼《はり》、指圧、手足の（反射神経）マッサージなどから、歯と器官系のあいだでエネルギー循環が滞っているかどうかがわかるのです。

それでは月のリズムの知識を、歯科医と患者双方にプラスに使うにはどうしたらいいのでしょうか？　治療や保存法について見ていきましょう。

・歯石の除去

歯石は普通、歯の磨き方が原因です。治療しないでいると虫歯になり、歯肉の萎縮を伴い歯肉炎になり、ついには歯が抜けます。歯の磨きかたは歯科医の指導に従ってください。

歯石を取るのによい時期は、欠けていく月のとき。新たな形成が抑えられるためです。理想的なのは、欠けていく月の時期の山羊座の日。けれども必ずしもこだわることはありません。

・歯冠《しかん》とブリッジ

月のリズムの影響を、歯科医はカルテでごく簡単に確かめることができます。処置日と月のカレンダーを比べてみてください。次のことがわかるでしょう。

なるべくなら、歯冠やブリッジをはめるのは欠けていく月のときにすること。そうすれば満ちていく月のときよりはるかに長持ちします。

・歯肉炎

歯肉炎は、何よりきちんとマッサージすることが大切です。

歯肉炎の治療で医師を受診するのは、欠けていく月のときがよいでしょう（ただし、牡羊座と牡牛座の日は避けること）。傷ついた歯肉は速やかに治り、出血もひどくなくてすみます。こういう治療は小さな手術にあたるので要注意！　歯肉の腫《は》れも欠けていく月のときに治療するのがよく、牡羊座と牡牛座の日は避けるようにしましょう。

軽い炎症を起こした歯肉は、軟らかい歯ブラシを使って1日に何回もしっかりマッサージします。そのとき必ずしも歯磨き剤を使わずに、ブラシをあらかじめセージ茶につけておきます。急性の炎症はカミツレ茶ですすぎ、そっとブラッシングします。

・抜歯

歯を抜かなければならなくなったとき、あるいは、化膿した歯などは、適切な時期に従って治療するとよいでしょう。また後の痛みも少なくてすみます。

抜歯は欠けていく月のときに。特に親不知《おやしらず》や顎の手術が関係するときには気をつけましょう。牡牛座と牡羊座の日は避けること。できたら風の星座（双子座、天秤座、水瓶座）の日も避けたほうがよいでしょう。

・歯の手入れと予防

「きちんと歯を磨く」「栄養を摂る」などは、耳にたこができるほど聞かされてきたことでしょう。

歯の予防や手入れは一般的にいって満ちていく月のときが向いています。

自然の歯磨き剤としては、塩や、さまざまなハーブ茶（セージ、炎症を起こしているときにはカミツレ、激しい出血にはナズナ）があります。これらはみな歯石を取り（正しい時期に使えば）、歯肉を丈夫にします。（ドイツでは）出血に備えてナズナエキスを用意している歯科医もいます。昔から歯肉から出血するときには、キイチゴの葉を噛むといいといわれてきました。

日々の歯の手入れに一番いいのは、あまり知られていませんが、ブナの木の灰です。

これは歯磨き剤としてのすべての条件を満たしています。マッサージや磨き方が正しければ、進行中の歯肉の腫れもくいとめることができます。

歯を磨くとき、ほんの少しとって洗面台の脇《わき》にのせ、濡れたブラシにつけます。初めのうちは砂を噛む感じで口の中が乾くように思うかもしれませんが、きれいに洗い流すことができます。

第3章 食事

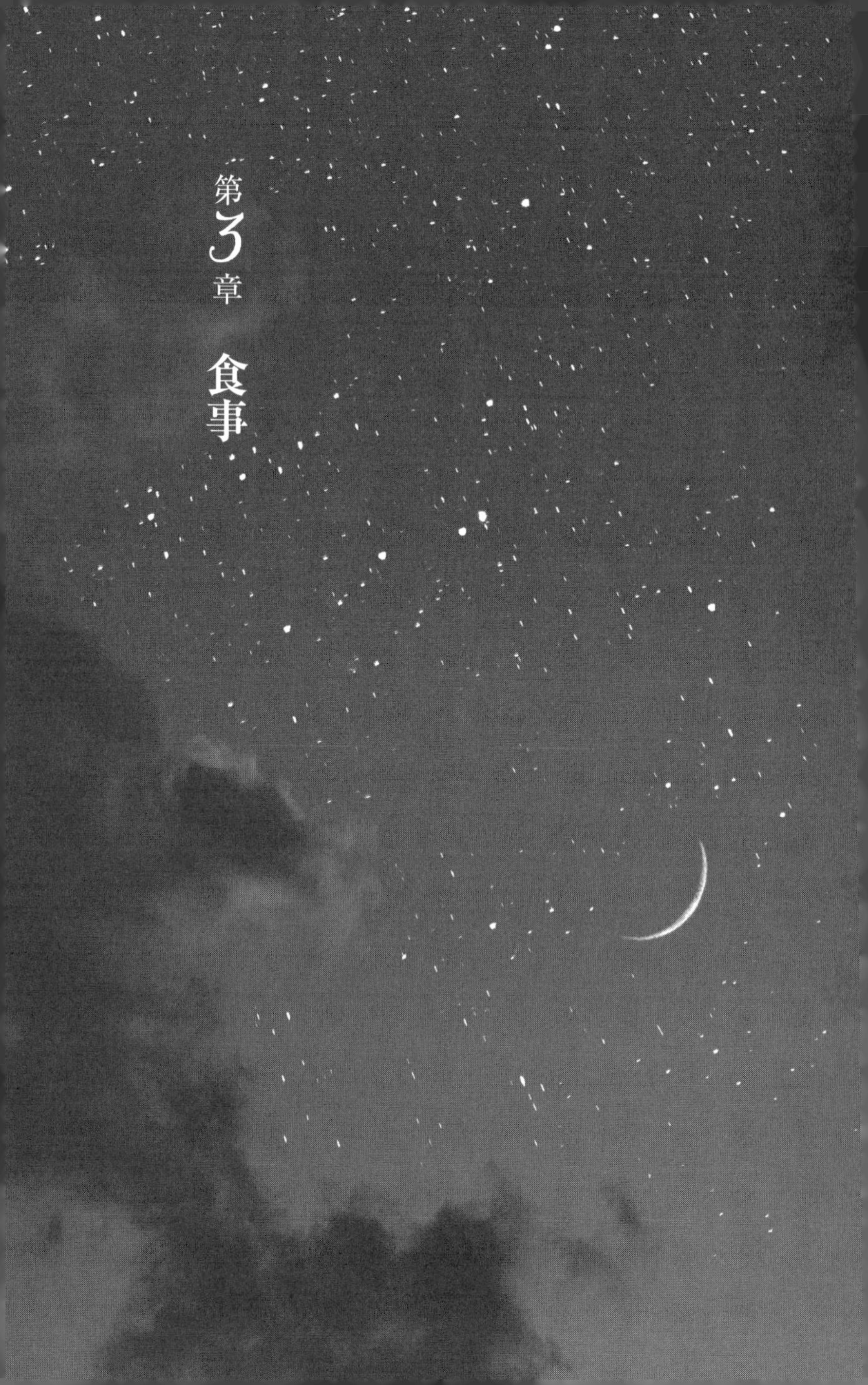

自分の感覚を信じる勇気

「何をどれくらい食べるかが、健康に決定的な意味を持つ」

何十年来、わたしたちはこう信じ込まされてきました。けれどもけっしてそんなことはありません。

今日、栄養というテーマは、何千もの本や入門書を埋めつくしています。けれどもその多くは、本棚のどこかでほこりにまみれています。というのも、毎日の食生活に応用できなかったり、著者たちが「人はパンのみにて生きるにあらず」ということを忘れているためです。

ここでは簡単な方法で、費用もかけずに「自分の力で」健康な食生活を営むコツをお教えしましょう。けれどもその前に、数十年前から、数多くの混乱を引き起こしてきた栄養に関する理論を、少し整理したいと思います。

毎日、カップ半杯のとうもろこしと、やはりカップ半杯のとうもろこし（由来の）ビールしかとらずに、1日に20～40キロ走ることが可能だと思いますか？

もちろん答えはノーでしょう。

ところが、北メキシコのタラフマラ・インディアンは、何百年も前から、そのような食生活を続けています。そのうえ週に1度、40〜80キロの距離を走ったりもするのです。しかも走ったあとの心拍数は、走り始めよりさらに少なくなっています。

この人たちに「健康的でバランスのとれた」食事によって、ビタミンや鉄分を摂取してもらうと、心臓病、高血圧症、皮膚病、カリエスなど、これまで縁のなかった病気にかかってしまいます。これを知って興味を持った西洋の学者たちが、この人たちと同じ食生活をしてみた結果、ほぼ同じ機能にまで身体を持っていくのに約1年かかりました。

このような例を、世界中で何百となく見つけることができます。

肉と脂肪中心の食事で栄養を摂っているイヌイットから、一般的な基準から見れば、きわめて不健康な生活をしながらも、病気もせずに90歳まで生きるチロル地方の農民、食べる量があまりにも少なく、栄養学の見地から見ればとっくの昔にこの世から消えているはずのインドの托鉢僧《たくはつそう》（修業のために、鉢を持ってお経を唱えて回る僧侶）まで――。世界中探しても、「あらゆる」人に同じ効果をもたらす栄養摂取法は見つかりません。

１００歳まで健康に生きた、５０００人の食生活を調査したところ、何ひとつ共通点がなかったというアメリカの報告もあります。

「このような食生活をすれば、必ず健康的な生活を送ることができ、やせるのにも役立つ」

とうたうさまざまな書物、ラジオ、テレビ、そして、特に新聞・雑誌等の痩身療法《そうしん》、料理法、ダイエットのアドバイスにわたしたちは取り囲まれています。

それらは混乱を引き起こし、矛盾しており、それでいながら、その時点ではいつも「最新の科学水準」にあるのです。

たとえば月曜日には、「余計なもの」とされ、食卓から遠ざけられていた繊維質が、火曜日には熱心に勧められ、宣伝されています。

長いあいだ、じゃがいもやパスタは、肥満の元凶ということになっていました。ところがいつのまにか「ダイエットメニュー」に変わり、今では体力をつける大切な食べ物ということになっています。明日はいったい何を吹き込まれることになるのでしょうか。

まわりがいうことをいちいち気にすることなく、自分自身の感覚を信じる勇気を持たなければ、わたしたちはそれらの「正しい食事法」のあいだをふらふら行き来することになってしまいます。健康な食生活は、自分の力で発見しなければなりません。

やせるためには（それが本当に必要だとしたらですが）、食物に対する考え方を変えることが何より重要であり、特別なダイエットや食事法は必要ありません（病気の場合の食事療法は非常に重要ですが、ここではふれません）。

前にもいいましたように、すべての人にとって正しい食事法などありません。あるのは、もっぱら「自分にとって」健康で正しい食事なのです。アルコール、たばこ、白砂糖、漂白小麦粉なども、それを摂る人、またそれをいつ摂るかによって大変違った結果になります。ナントカ博士ご推薦の、「甘いものを断つ」「肉を断つ」、はたまた「生野菜だけ食べる」などという食事法は、どれひとつとして長続きするものではありません。

何を食べるか、それを決定するのは、あなたの感覚だけ。健康的な食物、健康的な飲み物を味わい、消化できるためには、自分が口に入れようとしているものとの内的な調和を感じる必要があります。

食事はゆったりと味わいましょう。成分やカロリー、また脂肪の量を計算した結果、健康的な食欲が減退するようではいけません。そんなことをしなくても、あなたの自然な知覚が、何を食べたらいいかを教えてくれるようになります。

身体が何を欲しがっているのか、毎日自分の身体に耳を傾けてください。あなたのことを一番よく知っているのはあなた自身なのですから。発作的に「大食い」したくなったらしてもかまいません。ただし、その真の原因を突き止めてどうすればいいか考えましょう。食べたいものをただひたすらがまんしてやせたとしても、健康になるはずも、ましてや幸福になれるはずもありません。考え方を一新して行動するほうがはるかによいのです。

そのときに月のカレンダーが大いに役に立ちます。

食事の感覚を呼び覚ます5つのポイント

正しい食事の感覚を呼び覚ますための、5つのポイントを紹介しましょう。自分のリズムを見つければ成功は確実です。

1、料理上手になる
2、個人的な食事のリズム（月と食事のリズム）をつかむ
3、その土地の作物を食べる
4、目、鼻、舌を使って食べる
5、正しい組み合わせ（食べ合わせ）と順序をつかむ

1、料理上手になる

マイヤー・フリードマンとレイ・ローズマンという2人のアメリカの心臓病専門医は、何人かの税理士を6カ月間にわたって調査しました。

食事が心臓と血液循環にどう影響するのかを調査するため、税理士たちに食生活を正確

に記録するよう頼んだのです。

するとそれまでの食事習慣を変えなかったにもかかわらず、税理士たちの血液中のコレステロール値は納税期になると著しく上昇しました。申告が終わり、仕事が楽になると、何らかの治療をしたわけでも、食事に変化があったわけでもないのに、コレステロール値も再び通常値に下がりました。

となると、食事とコレステロール値にはいったいどんな関係があるのでしょうか。

一方、70年代のある研究です。心臓疾患の調査のため、うさぎをいくつかのグループにわけて脂肪の多い餌《えさ》を与えました。餌の分量は同じです。

すると不思議な結果が出ました。中にひとつだけ、疾患の発生率が他より60パーセントも少ないグループがあったのです。そのうさぎたちを調べても、なぜ他のうさぎたちより、この餌をよく消化できたのか説明がつきませんでした。

ところが、ひょんなことから、そのグループを担当していた学生が、受け持ちのうさぎをときどき抱いて撫《な》でてやっていたことがわかったのです。さっそく他のうさぎで試したところ、同じ結果になりました。

さてここで、日頃経験していることを思い起こしてみてください。

それは、料理や食事の際に何を考えるかということが、食事の量や成分、食事をする時刻などと同じくらい、食事の質や健康に影響するということです。どんな気持ちで、何を考えながら料理し、食べているかで、栄養価が決まってくるのです。

たとえ高価な食べ物や自然食であっても、いやいや料理したり、食事中の雰囲気が気まずかったり、太りすぎの心配や、何らかのストレスによって気分が損なわれていたとしたら、それは身体の中でよくない成分に変わりうるのです。

たとえば、おばあちゃんの料理が身体によいのは、単に彼女が昔ながらのレシピで料理したり、身内の好き嫌いに通じているからだけではありません。食べる人への愛情が、ストレートに、料理に生命力を伝えるからです。

純粋な好意から出されたひと切れのパンのほうが、お客を感心させようとして出されるフルコースよりも1000倍も力を与えてくれます。

先ほどの税理士の話をもう一度。彼らが納税期に医者のところに行ったとしたらどうなったのでしょうか。多分、「食生活を変えてください。このままでは心筋梗塞のおそれがありますよ」などといわれ、食事療法をすすめられたうえ、場合によってはたくさんの薬を出されていたことでしょう。

そして、その結果、こういうことになったかもしれません。どうしてもコレステロール値が下がらない。それどころか、治療を始めたときよりも高くなっている――。

なぜでしょうか。それは、不安のせいです。仕事の期日を守れないのではないかという税理士としての不安。医者に何かよくないことをいわれはしないかという患者としての不安。しかも、そういう不安のために、コレステロール値をもとの値に下げようとする自然治癒力が防げられたのかもしれません。

食べているあいだ、そして食べたあとに、どんな気持ちがしたか、注意してみてください。恋をしたり、幸せな結婚生活を送っているコックの作るレストランの料理がどんなにおいしいか、わたしたちは経験的に知っています。

自分の感覚が信じられないうちは、愛情をこめて自然栽培されたトマトを使ったおばあちゃんのスープと、農薬をまかれた温室栽培のトマトで作ったインスタントスープの違いはほとんどわからないかもしれません。

2、個人的な食事のリズム（月と食事のリズム）をつかむ

次のような経験をして、不思議に思ったことはありませんか。

まったく同じ食品なのに、今日は特に塩辛く感じるとか、大好物でいつもおいしく食べているはずなのに、不思議と胃にもたれてしまうときがあるとか。

ある食物が身体によいかどうか、それを食べると太るかどうかは、そのときの月の相（形）にも関係があります。満ちていく月のときには、欠けていく月のときより太りやすいのです。もし体重のことで悩みがあれば、満ちていく月の時期に、食事の習慣をよく観察してみてください。

逆に欠けていく月のときは、普段より少々多く食べても大丈夫です。寝る直前の食事でさえ、満ちていく月のときのように、身体に直接的には影響しません。

満月の日にダイエットを開始し、水曜日と金曜日に肉を避けるようにすれば（この古くからのきまりは、いまだに有効です）、比較的楽にやせられるでしょう。また満ちていく月のときには、身体は薬剤、アルコール、ニコチン、軟膏（塗り薬）、日光、さらにさまざまな栄養素をずっとよく吸収します。

ところで、「月の相」だけでなく「月の星座」もまた、栄養摂取と消化に対して影響力を持っています。今日ますます、バランスのよい食事が大切だといわれています。それによると、1日あたりのタンパク質、炭水化物、脂肪、鉄分、ビタミン等の栄養素の必要量を、可能な限り満たさなければならないことになります。しかしこれは、人間の身体の消化機能は毎日同じではないという事実を無視しています。

子供の自然な感覚は、大人のように、何を食べなければならないという思いこみによって鈍らされてはいません。子供たちには、しばしばはっきりとした「食べ物のサイクル」が見られます。そうなると、たとえばオープンサンドばかり食べていたとしても大丈夫なのです。かと思うと、パンケーキや塩辛いものばかりということもあります。

そのときに、これではバランスのよい食事ができないのではないかと心配することはありません。第1に、たいていそれは1日か2日しか続きません。第2に、それにもかかわらず、何日間かかけて、身体は必要なものすべてを取り込むからです。

生命に必要な栄養のすべてを1回の食事でカバーする必要はありません。昔の人たちはこのことをよく知っていました。ですからさまざまな食品が、同時に食卓に並ぶことはごくまれでした。それは何も貧しかったからとは限りません。わたしたちは昔の食生活が質素だった本当の理由を見失ってしまったのです。

また、さまざまな食品を同時に食べると、身体が順応しにくくなります。単純ではっきりした情報のほうが、味覚はずっと正確に反応するため、胃や唾液腺《だえきせん》、胆汁《たんじゅう》等もうまく働きます。

食物をよく噛むことが大切なのは、小さく砕かれた食物のほうが消化しやすいからばかりではありません。ゆっくり噛むことによって、消化器官に食物についての正確な情報を送ることができるからです。

さてわたしたちの祖先は、食卓の用意をする前に、どのようなことを注意していたのでしょうか。左のページに、月の星座とその「栄養素」の相互作用をあげておきます。

たとえば月が牡羊座、獅子座、射手座にあるときは、「果実」の日。つまり、果物の種まき、生長、手入れ、収穫、貯蔵に適している日です。またこの日は、「感覚器官」と「タンパク質」に影響を及ぼします。

牡牛座、乙女座、山羊座は「根」の日。「血液循環」にとってとてもよい日で、「塩分」に影響を及ぼします。

双子座、天秤座、水瓶座は「花」の日。「腺（乳腺、唾液腺、甲状腺など）」と「脂肪」に影響を及ぼします。

蟹座、蠍座、魚座は「葉」の日。「神経」と「炭水化物」に影響を及ぼします。

ところで、月の星座が栄養素に「影響を及ぼす」というのは、いったいどういう意味なのでしょうか。

オリーブ農家は、他の日に比べて、およそ2倍もの油が採れる日を知っています。そして脂肪の期間である双子座、天秤座、水瓶座の日を収穫にあてています。お茶を栽培している中国の農家は、月の動きを考慮した農事暦にしたがって収穫しています。

●月の星座が影響を及ぼすもの

星座	栄養素	植物の部位	器官組織
牡羊座	タンパク質	果実	感覚器官
牡牛座	塩	根	血液循環
双子座	脂肪	花	腺
蟹座	炭水化物	葉	神経
獅子座	タンパク質	果実	感覚器官
乙女座	塩	根	血液循環
天秤座	脂肪	花	腺
蠍座	炭水化物	葉	神経
射手座	タンパク質	果実	感覚器官
山羊座	塩	根	血液循環
水瓶座	脂肪	花	腺
魚座	炭水化物	葉	神経

つまり、月のカレンダーは、食物と、その食物を活用する身体の能力に対する月の影響を示しているのです。パスタの栄養素である炭水化物は、炭水化物の日である蟹座、蠍座、魚座の数日間には、ほかの日とは違った特殊な方法で身体に作用します。ただしその作用の仕方は、人によって異なり、日によっても違ってきます。

例を挙げましょう。たとえば、あなたがソーセージ（タンパク質）入りの野菜シチューが好きだとします。特においしく感じた日がいつかをメモし、記録してみてください。そのようにしていくと、しばらくして、ある料理がとてもおいしかったり、そうでもなかったりするときには同じ栄養素、同じ星座が支配している場合が多いことに気づくでしょう。

こういう個人的な知覚を基準にすれば、その食品にとって「よい日」や「悪い日」のリストをつくるのはごく簡単です。けれども、すべての人にあてはまるリストをつくることはできません。栄養素に対する反応は人それぞれだからです。

たとえば次のようなパターンがみられます。

「脂肪の日である双子座、天秤座、水瓶座のとき、脂っこい料理が好きでたくさん食べられる人がいるいっぽう、油の匂《にお》いをかいだだけで気持ち悪くなる人もいる」

このとき特においしいのは何か、それが身体にどんな影響をもつかどうかに気をつけてみてください。そしてこのときに脂っこいものが全然食べられないことがわかり、しかも

「腺」が不調だとしたら、食生活を少々変更しなくてはならないかもしれません。

また、コレステロール値がとても高かったら、この日に脂っこい料理を食べることによって数値が変わるかどうか、一度調べてみるとよいでしょう。

パンを特によく消化できるのは、炭水化物の日である蟹座、蠍座、魚座だという人もいれば、その星座のときには、たったひと切れのパンを食べただけでお腹がふくれてしまう人もいます。

また、肥満などの問題をかかえている人は、次のように心がけてみてください。

「数カ月の間、蟹座、蠍座、魚座のときには繊維質の豊富な、消化のよいパンをのぞき、炭水化物の多い料理（穀類、じゃがいも等）はすべて避ける」

何週間、あるいは何カ月かすると、メモと月のカレンダーを手がかりに、その日には何が身体によく、また何が悪いかを知ることができるようになります。そしてその結果は、おそらく次のように（あるいは逆に）なることでしょう。

「牡羊座、獅子座、射手座の日には、果物は何でもおいしい。牡牛座、乙女座、山羊座の日には、根菜類や塩辛いものはあまり食べられない。双子座、天秤座、水瓶座の日には、脂っこい料理を食べても、もたれない。蟹座、蠍座、魚座の日には、麺《めん》類、パン、その他の炭水化物を含む料理がいくらでも食べられる」

アレルギー体質の人にとって、そのような個人的なリストは特に重要です。アレルギーの原因となる食物は毎日同じように害を与えるわけではないからです。月のカレンダーを手がかりにすれば、そのときの栄養素が身体にどのように影響するか、簡単にわかります。食事内容が数日後まであらかじめ決まっていたり、社員食堂などで食べなければならないときには、このリストはあまり役に立たないようにみえます。けれども実はそんなときにこそ、それが自分に合うものかどうか、少々胃にもたれたとか、不快な現象が見られたかどうかを観察できるチャンスなのです。

いずれにしても、それ自体で太るとかやせるという食物はありません。それは個人的な摂取の仕方だけでなく月の星座にも関係しています。ですから、サラダとフルーツだけ、またあるときはパンや根菜しか食べる気がしない日があったとしても、栄養が偏ってしまうのではないかと心配することはありません。むしろ、自分の身体のサインに敏感になると、そういう状態が起きるものなのです。

3、その土地の作物を食べる

健康な食事のもうひとつのポイントを知るために、次のアドバイスに従ってください。毎日の食事では、その土地の食物に重点を置くこと。それは、次の理由からです。

この地球上の特定の地域で生長し、繁茂《はんも》するものにはすべて、その地域の人が身体を守り、育てるために必要とするあらゆる栄養素が含まれています。

もちろん、動物や植物が、化学肥料や農薬噴霧の影響を受けずに成長すればの話です。そしてこれは、料理しても壊れるものではありません。

土地の動・植物には、バクテリア、放射（第7章参照）、大気汚染など、そこに住む人たちに害を与えるものすべてを克服する力があります。ですから、それを食べると抵抗力がつくのです。

ところが、はるばる輸入される動・植物は、その国の人たちとは違う条件に応じて育てられています。したがって、あまり大量に食べると、身体が弱る場合があります。

じゃがいもがヨーロッパにもたらされ、主食の座についたとき、何十年にもわたってたくさんの人たちが、免疫力の弱まる病気にかかって命を落としました。それはヨーロッパの人たちの身体が、この農作物を受けつけなかったからです。

そうはいっても、エキゾチックな野菜や果物、アルゼンチンのステーキなどを、食べてはいけないという意味ではありません。そうではなく、大切なのはつねに「適度」と「限度」だということです。

植物が特定の環境に適合する能力を発揮できるかどうかについて、ひとつの例を挙げましょう。

チャパラルというメキシコの植物は、ごく薄い腐植土層の上の石灰岩に生息しています。チャパラルの成分を化学的に検査すると、それが育つ土の中にあるのと同じ物質（金属、鉄分等）が、約2倍もあることがわかりました。それはチャパラル自らがつくりだしたわけではなく、まわりの空気から取り込んだものなのです。

土地のもののほうが、よその土地のものより「健康にいい」のは周知の事実ですが、ギリシャのワイン・レトシナをアテネの居酒屋で飲むと、同じものをベルリンやパリで飲むよりずっとおいしいのはなぜだと思いますか。

なぜメキシコ料理は、フランクフルトやウィーンで食べると辛くても、メキシコだとそう感じないのでしょうか。ウィーン名物のシュニッツェル（子牛肉のカツレツ）をスペインで食べると胃にもたれるのは？

イギリスには次のようなことわざがあります。「ローマではローマ人のように暮らせ」（郷《ごう》に入っては郷に従え）。旅をしたときには、知らない人たちと交わり、その土地の食物を食べるようにしましょう。

普段の生活でももちろん、土地のものを中心に食べてください。少なくとも、ハーブは必ず近くでとれたもの、理想をいえば自分で育てたものを（マンションなどでも、ベランダや窓辺を利用して簡単に育てられます）。

自分の力で健康を保とうとするのなら、これを逃す手はありません。

自然条件にかなって栽培された食物による、数週間にわたる計画的な「食事療法」は、あなたの身体を目覚めさせ、本当に必要なものを思い出させてくれるでしょう。

自然な満腹感を取り戻し、身体が今、本当に必要なものを得たという信号をずっと速く感じるようになります。

それからもう一つ試してみてください。普段より時間をかけて、いつもより低い温度で料理してみるのです。人工調味料や混合香辛料などはすべてやめて、ホウロウ鍋と木のスプーンだけで料理してください。

味つけには生のハーブと調味料を、慎重に配分して使ってください。

圧力鍋を使えば、栄養をそれほど壊さず、健康的な食事に変えることができるといいます。けれどもわたしたちが食べるのは、栄養学が主張するものではなく、色、音、そして愛なのです。

それでは、自分で健康な食材を栽培するにはどうしたらいいのでしょうか。

残念ながら、ここでは園芸の知識のためのスペースはありませんが、これだけはいえます。畑を持っている人は知っていると思いますが、まったく同じ条件（土、気候、手入れ）でも、作物の出来にばらつきがあることがよくあります。

化学肥料や農薬なしで栽培したいと思う人は、適切な時期を選ぶことが大切なのです。ですから、「月のリズム」に注意することは、化学薬品を使わずに健康なものを食卓に並べることに大いに役立つでしょう。

4、目、鼻、舌を使って食べる

目、鼻、舌を使って食べましょう。

食材の色や香りや味で、何を食べてよいのか悪いのかを決めましょう。

ひと言でいえば、「食物の音楽」を聞くのです。

ベートーベンの交響曲であろうと、エリック・クラプトンのギターであろうと、音楽はわたしたちの心を楽しませ、沈んだ気分をひきたててくれます。けれども音楽は、いつもそのような効果を持つわけではありません。ときには、お気に入りの曲でさえ退屈だったり、何の印象も残らないことがあります。

食事も同じです。目、鼻、舌は、わたしたちが食物を感知、察知する「耳」なのです。食事のたびに、食物の奏でる音楽に耳をすましてください。色を眺め、香りを吸い込み、落ち着いて味わってください。そして、これらの感覚器官が伝えることを信頼する勇気を持ってください。ほんの一瞬で、脳だけではなく身体全体が、「うん。これは、今食べれば身体によい」とか「いや、これは今はよくない」といった情報に反応します。

ぜひ、これを信じてください。しだいに、あなたの知覚は発達していきます。そうしているうちに月のカレンダーや栄養に関する知識もいらなくなるかもしれません。

自分の知覚を信じましょう。食事のたびに、今何が必要で、何がいらないかを発見しようとすれば必ずうまくいきます。「いつでも身体によいもの」などないのです。「生野菜はいつでも健康によい。カミツレ茶はいつも役に立つ。バターは身体にとってよい、あるいは悪い」。このような思いこみとは縁を切ってください。ただし、自分の感覚が人にもあてはまるとは限りません。

5、正しい組み合わせ（食べ合わせ）と順序をつかむ

食物を食べる順序と組み合わせは、その効果と消化に大きく影響します。

昔からの言い伝えにこういうものがあります。

「生ものは、火を通したものの前に食べるべし！」

たとえば次のような順序です。

果物やナッツ類のあとにサラダや生野菜。その後、発酵乳、パン、ミルクなど。それから脂っこいもの、肉、火を通した野菜、卵、チーズなど、多少消化しにくいような食物。甘いものはいつでも最後に。

これ以外の順番に慣れていたり、生ものと火を通したものを同時に食べていたとしたら、数週間、この順番で食べてみてください。結果はおのずと現れるでしょう。

皿に取り分ける野菜の組み合わせも大切です。さらに植物の組み合わせを正しく作付けすることは、すなわち自然に即した栽培になります。「混合栽培」がなぜいいかというと、有害生物を牽制《けんせい》し、寄せ付けないよう、植物が互いに助け合うからです。

自然の中で共生し、調和する植物どうしなら、皿の上でも調和のとれた組み合わせになります。胃が弱い人は、それぞれを順々に食べるのがいいでしょう。畑で共生できない野菜は、食卓でも別々にしましょう。

畑で、ひいてはメニューにおいて、どのような組み合わせが好ましいかは、たくさんある園芸の本を見ればわかりますが、次のページに主な組み合わせの例をあげておきます。

●野菜の好ましい組み合わせ

じゃがいも……キャベツ類、ほうれん草、ツルナシインゲン、ディル
にんじん……玉ねぎ、ほうれん草、レタス、トマト
きゅうり……玉ねぎ、インゲン、セロリ、赤かぶ、パセリ、レタス、コールラビ、キャベツ類
エンドウ……セロリ、レタス
セロリ……ツルナシインゲン、ほうれん草、玉ねぎ、インゲン、トマト、ねぎ、コールラビ、キャベツ類、きゅうり、エンドウ
ほうれん草……トマト、インゲン、コールラビ、にんじん、じゃがいも、キャベツ類、セロリ
トマト……セロリ、ほうれん草、玉ねぎ、パセリ、キャベツ類、コールラビ、レタス、ねぎ、ツルナシインゲン、にんじん
レタス……玉ねぎ、トマト、インゲン、ツルナシインゲン、だいこん、ディル、エンドウ、きゅうり、にんじん、ねぎ、パセリ、コールラビ

逆によくない組み合わせは、インゲンと玉ねぎ、キャベツと玉ねぎ、かぶとトマト、じ

ゃがいもと玉ねぎ、トマトとエンドウ、ムラサキキャベツとトマト、エンドウとインゲンです。

もしあなたがよくじゃがいもを食べるのなら、生のパセリかあさつき、またはその他のハーブを添えるとよいでしょう。ハーブには食材の癖をとる働きがあります（ハーブについては第5章参照）。

第4章 美容

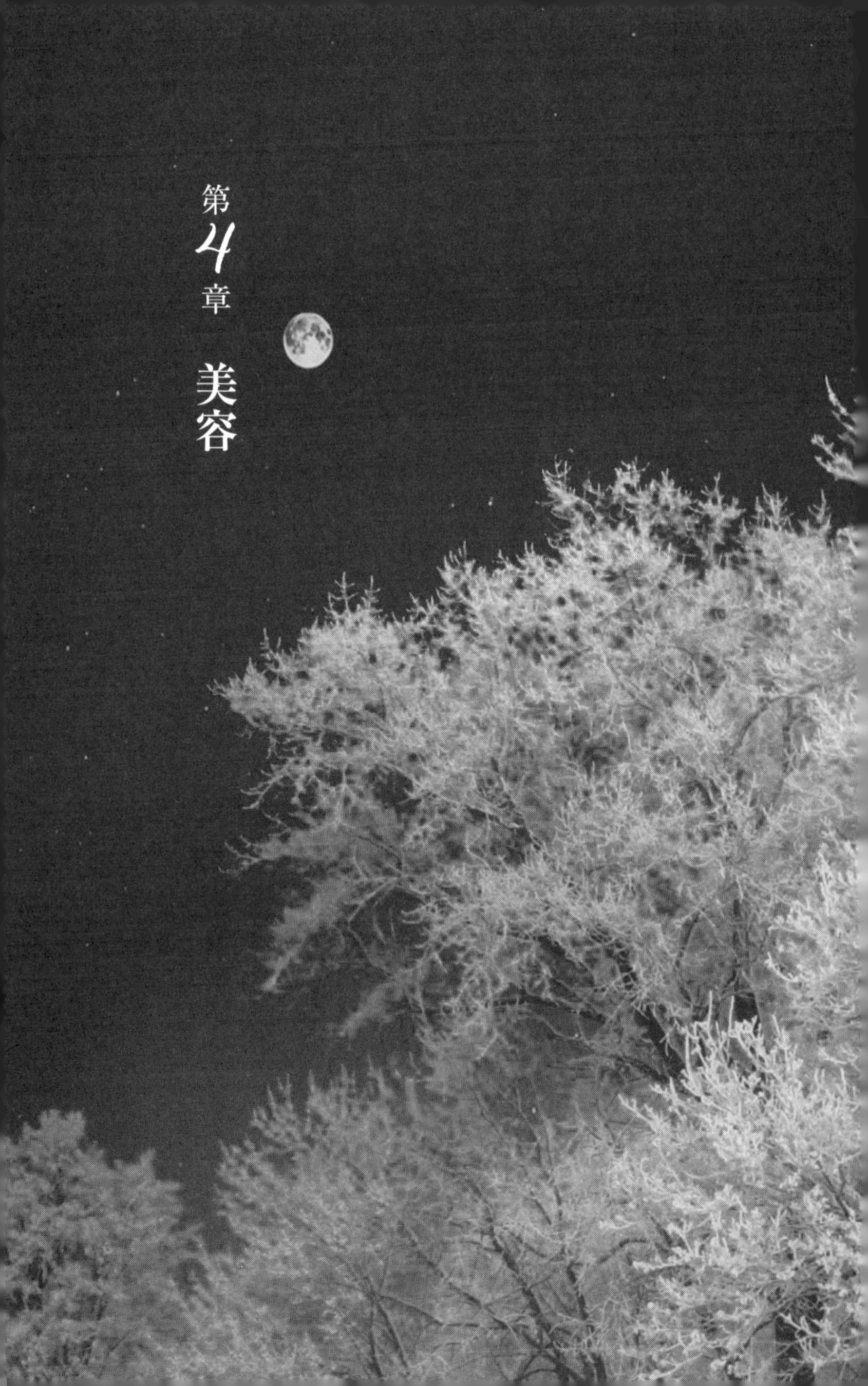

肌と髪のために

これからお知らせする方法もまた、長年にわたる観察と体験によって伝えられ、証明されてきた知識に基づいています。

たとえば「恋をすると美しくなる」といわれています。また、しみは内臓の不調を示すということもよく知られています。

これは、肌が肉体的、精神的な状態を告げることを示す数多い例のひとつにすぎません。毒素が溜《た》まるとか、血液が濁るとか、あるいはその循環不良などが身体の表面に出てくるのです。

にきびといえども、経験を積んだ人（たとえば鍼師《はりし》など）には、それがどこにできているかで、どの器官に問題があるのかがわかるのです。

もしあなたが、何らかの肌のトラブルに悩んでいるとしたら、まず初めに本当の原因を調べてみなければなりません。大切なのは、それが外的なものか（たとえばカビやダニ）、あるいは精神的なものも含め、身体の内部からきているものかということです。

肌と身体の手入れ

●肌のディープクレンジング

肌を中心とした身体の手入れは、欠けていく月のときにするといいでしょう。

特にちょっとしたでこぼこ、たとえば、にきびのようなものの治療をするとうまくいきます。傷跡が残ることはまずありません。そのための薬品はたくさんありますが、もしハーブを使うとしたら、どういう目的で使うのかをはっきりさせる必要があります。

たとえば、炎症を抑えるためなら、ヒレハリソウ、フキタンポポなど。収縮が目的ならマジョラム、ヘラオオバコなどです。それぞれのハーブの特性については、次の第5章で詳しくお話しします。

また、肌に何かを吸収させたければ（たとえばビタミン、引き締め効果のあるクリーム、保湿クリームなど）、満ちていく月のときにしてください。さらに山羊座の日なら、いうことはありません。

汚れ落としと、手入れのための素晴らしい方法をひとつ。

肌にいいハーブ（第5章参照）のうち、好みのものをボウルに水を入れて浸します。時計回りに何回かかき混ぜてから、しばらく日光に当てておきます。これで顔や身体を洗ってください。

エステサロンでは、欠けていく月と満ちていく月の時期の違いをかんたんに確かめることができます。たとえば皮膚に対する何らかの処置をしたとき、欠けていく月のときには傷跡が残りません（ただし山羊座の日は除く！）。吹き出物、ヘルペス、膿疱《のうほう》、ふけ、かさぶたなども、欠けていく月のときに手当てをするとずっと早く消えます。

最後にひとこと。以前、アメリカの大きな化粧品会社が、どの職業の女性の肌が一番きれいかという調査をしたことがあります。けれどもその結果は公表されることはありませんでした。というのも、修道院のシスターが大差で1位だったからです。

彼女たちは化粧品を使いません。といっても、もちろん理由はそれだけではないでしょう。シスターたちは一般人よりも健康的な食生活をしていますし、肌も現代都市の汚れた空気やバカンス（往々にして日光に当たりすぎる）の悪影響を受けていないからです。

髪の手入れ

正しい時期に髪の手入れをすると、細い髪の毛はこしがでて、はげにくくなります。特別な養毛剤や、ふけとり剤なども必要なくなります。

髪のトラブルのある人は、美容院へ行くのを獅子座の日にして、しばらく様子を見てください（これは特に男性におすすめします）。けれども、パーマは乙女座の日のほうが向いています。獅子座の日にパーマをかけると、きつくかかりすぎるからです。

髪のトラブルのない人は、乙女座の日にカットすると長持ちします。もしその日に行けないなら、せめて魚座と蟹座の日にはシャンプーやカットをするのを避けましょう。

育毛にはごぼうが効きます。よく煮出した液でシャンプーするか、薄め液を最後のすすぎに使います。ごぼうを収穫したり買ったりするのは欠けていく月のときにしましょう。

白樺水《しらかば》（白樺の樹液からとった整髪液）もいいでしょう。（春に摘んだ）白樺の若葉を、ガラスびんに入れ、穀物酒（麦や米などを原料とする蒸造酒。ビールや日本酒など）を注いでふたをして、1カ月間日光にあてます。これは、12星座のエネルギーをすべて取り入れるためです。

こして詰め替えるのは、牡羊座、獅子座、射手座の日にします。これを少しずつ頭皮にすり込むのです。また、白樺の葉を煮出した液は、シャンプーにも使うことができます。

大昔から言い伝えられた、美しい髪のためのもっともかんたんなシャンプー液の作り方。――白樺の葉をきれいな水に入れ、日光にあてるだけでいいのです。

イラクサでも同じようにできます。満ちていく月のときにイラクサの葉を摘み、欠けていく月のときに根を掘り出します。葉は洗わず、根は丁寧にブラシをかけて泥を落とし（欠けていく月のときだと簡単に落ちます）、びんにいれるか水につけるかします。

ここにあげた、どの方法でもいいのです。大切なのは、あなたが自分で一番いいと感じたものを使うということです。

ただし、抜け毛は別です。抜け毛は、薬品の作用やホルモンの変化、精神的なストレスから起こる場合もあるからです。また、妊娠後や更年期には大量に抜けることがありますが、これはいずれおさまります。

爪《つめ》の手入れ

爪を切ったり、ヤスリをかけたりするのは、金曜日の日没後に。これは、月の相とも星座とも一切関係のない昔からの知恵です。もし金曜日にするのを忘れてしまった場合でも、土曜日だけは避けましょう。いつも金曜日に手入れをしていると、爪は丈夫になり、そう簡単には折れなくなります。一般的にいって、山羊座の日は爪の手入れに向いています（これは歯にもいえます）。

これを守れなくても、せめて一番不向きな魚座と双子座の日だけは避けるようにしてください。

陥入爪《かんにゅうそう》（肉に食い込んだ爪）は、満ちていく月のときに手入れをしましょう。欠けていく月のときにすると、また同じような爪が生えてしまいます。例外は爪をそっくりはがすときだけ。これは欠けていく月のときのほうがうまくいきます（できたら魚座の日は避けましょう）。

皮膚のトラブルと病気

●にきび

にきびをただ「外側から」治療しただけでは十分ではありません。イラクサ茶がよく効きます。また、洗顔にはクルミの木の葉やタンポポの根が適しています。約12時間、冷水に浸してからこします。その水を温めるか、またはそのままで洗顔に使いましょう。

●吹き出物

吹き出物やじんましんにはクルミの木の葉、ヘラオオバコ、カミツレが効きます。

クルミの木の葉を細かく刻んで、冷たい水とまぜてこしたものを、洗浄や湿布に使います。ヘラオオバコは、すりつぶしてその汁をすり込むか、溶液にして同様に使います。

カミツレを使うときには、水よりミルクで溶かしたほうがよいでしょう。けれども化膿《かのう》しているときには、カミツレよりクルミの木の葉のほうをおすすめします。

●膿瘍《のうしょう》

これにはフキタンポポの葉が効きます。理想をいえば、満ちていく月のときに摘んで、欠けていく月のときに乾かしたものを。ホウロウ鍋にいれてほんの少し水を注ぎ、煮出します。葉を蒸すだけでも構いません。

その葉をかなり熱くして（注意して）患部に当てます。これを負担にならない程度に繰り返しましょう。2～3時間でも、一晩中でも。欠けていく月のときのほうが膿瘍の口があきやすく、したがって早く治ります。さしあたって治療中は、酢を摂らないでください。

●いぼ

いぼ、あざ、血管性腫瘍《しゅよう》を治療したり、取ったりするのは、欠けていく月のときにしましょう。まだ治っていなくても、新月になったら治療を中止し、次の満月の日にもう一度始めてください。

満ちていく月のときに行うと、またできてしまうかもしれません。それどころかもっと悪くなることもあります。治療や手術は、満ちていく月の時期はふさわしくありません。

クサノオウの汁は、よく効くと定評ある、いぼの薬です。満月の日から、毎日新鮮なクサノオウの汁を患部にすり込んでください。葉は1枚で足ります。汁はオレンジ色で葉柄《ようへい》（葉と茎をつなげる柄《え》）から出ます。たとえ途中でいぼが消えても新月まで続けましょう。服につくとなかなか落ちないので、気をつけてください。

昔からの習慣に従って、半分に切ったりんごで試してみるのもいいでしょう。いぼにこすりつけたあと、捨てるのです。もっといいのは、それを土に埋めることです。りんごが腐るといぼも消えます。毎朝、食事の前に唾をすりこむのもよい方法です。けれどもクサノオウほど速やかな効果はありません。

●かゆみ

かゆみは皮膚に異状がなくてもおこります。肝臓疾患や神経の疲れ、老化が原因のことがあるからです。一般的にかゆみは、不愉快な気持ちや「放射」（第7章参照）から逃れようとしているサインといえます。ですから本当の原因を解決することが第一です。

すべての「解毒」処置は、欠けていく月のときのほうが適しています。15時～19時までの間にたくさん水分を摂るのも役に立ちます。市販のものでも、手作りのものでもかまいませんが、軟膏を塗るのは、満ちていく月のときに。りんご酢を少しおとしたお湯で洗浄したり、ノコギリソウのお茶を飲めば症状を和らげることができるでしょう。

●アレルギー

アレルギーのある人にとって特に重要なのは、注意深く自分を観察することです。どういう考え方、どんな食事、何の花粉、どの繊維が、アレルゲン（アレルギーの原因）だったのだろうか？　などと考えるのです。

一般的にいえば、アレルギーを改善するためには、免疫力を強化する必要があります。役に立つのは、血をきれいにしたり解毒器官を活性化したりする、つまり、腎臓、膀胱、胆のう、腸、脾臓、リンパ系などの働きを促進することです。それには足裏反射ゾーンのマッサージが非常に有効です。

そして、たくさん水分を摂りましょう。それも15時～19時までのあいだに。

また、動物性タンパク質（特に卵）を摂るのをやめましょう。昔から、子供、特に少年は、一般的に5歳までは卵の白身を避けたほうがいいといわれています。

アレルギーのある人は、食事の章（第3章）をもう一度よく読みなおしてください。というのは、アレルギーを起こす食べ物は、必ずしもつねに同じ強さで働くわけではないからです。月のカレンダーを見ればすぐにわかります。つまりアレルゲンとなる食べ物は、それぞれ決まった日に普段より強く作用するのです。

また、わたしたちの服には染料、植物を保護する薬剤、重金属など３０００を越す加工物質が含まれています。そのうえ洗剤のかすがアレルゲンとして作用します。新しく買った服は、着る前に丁寧に洗うことを習慣づけてください。一番いいのは欠けていく月のときです。この時期には、満ちていく月のときよりよく落ちるだけでなく、洗剤もあまり残りません（特におすすめするのは魚座の日ですが、蠍座や蟹座の日でもよいでしょう）。

もちろん、こういったからといって、欠けていく月のときにだけ洗濯するというわけにはいきません。けれども、その結果をみれば納得していただけるはずです。洗剤も半分以下ですみます。

カラーテラピー

色彩には、わたしたちを活気づけ、刺激し、くつろがせ、感動させ、癒《いや》す働きがあります。かと思うと、心を不安にし、また抑圧して、病気にしたりもします。こういうと、紫色や黒の寝具を使っている人は、何か思い当たることがあるのではないでしょうか。

日々の生活の中で、何かを決めたり、ある感じを抱いたりするとき、色がそのきっかけになることはどれくらいありますか？

「何を食べようかな」と考えたとき、色どりの美しさにひかれて決めることはありませんか？　サラダの野菜そのものより、みずみずしい緑色にひかれることは？　他人の服や車の色がわたしたちの行動のきっかけになることは？　毎朝服を選ぶとき、色で決めることはどれくらいありますか？

それらを観察し、自分をよく見つめてください。そうすれば、これからお知らせすることは、ただのヒントでしかなくなります。次第に自分自身の感覚が磨かれるようになり、色が自分に何を「告げている」のか、どういう効力を持っているのか、そして、今この瞬間に、自分が欲しているのは何かということがわかるようになるからです。

同時に星座と色の関係についてもお話ししますが、もちろんこれは月の星座のことです。太陽の星座（わたしたちの生まれ月の星座）とは関係ありません。

●赤

・赤は、骨盤部の色。

・月の星座では、天秤座、蠍座、乙女座のシンボルカラー。

赤は、尾《び》てい骨《こつ》の中心に影響を与え、創造的で活力にあふれ、大地に根ざしたエネルギーを呼び起こします。情熱や自発的な行動を促すので、あまり赤を使いすぎないように気をつける必要があります。ぐっすり眠りたい人には、赤の寝間着はおすすめできません。

冬には赤い靴下や下着を。

赤は肝臓を元気づけ、赤血球を作る手助けをします。骨盤部が弱ると身体全体が弱ります。解毒《げどく》と排泄《はいせつ》の色である赤は、便秘などに効き、鉄分の欠乏にも効果を発揮します。

血液中のアドレナリン含有量が高まり、眠気やだるさが改善されます。風邪や慢性の悪寒にもいいでしょう。ただ、炎症があるときには用いないように。また、すぐに興奮する人にも向きません。

●オレンジ

・オレンジは、腹部と腰椎部、大腿部の上半分の色。
・月の星座では、乙女座と天秤座のシンボルカラー。

オレンジは、人を楽天的な頼もしい気分にさせてくれ、自信をつけてくれます。診療所の待合室や、病室のメインカラーに最適です。

臆病《おくびょう》な人にはオレンジ色の服をおすすめします。けれども全身オレンジ一色にしないように。オレンジが多すぎると、他人から頼られすぎて、面倒なことを持ちこまれるおそれがあるからです。

消化や肌のトラブル、便秘にはオレンジ色が役立ちます（特に乙女座の日に）。オレンジは、食欲を増進させるので拒食症にも効きます。また「暖める」効果もあり、痙《けい》れんを抑え、緊張をほぐします。

●黄色

・黄色は、胃と大腿（太もも）部の下半分の色。

・月の星座では、天秤座、蠍座、射手座のシンボルカラー。

精神的、分析的な力を持つ、理性の色です。

黄色は消化液を活性化し、消化不良を防ぎます。神経を鎮《しず》めますから、教室や研究室などに用いるといいでしょう。

落ち込んだときにもおすすめです。この場合は、特に服の色に使うと効き目があります。

また、黄色は脾臓の鎮静剤の働きをし、リンパ系を活性化し、肝臓障害を軽くします。

●緑

・緑は、胸、心臓、膝《ひざ》の色。

・月の星座では、蟹座、獅子座、山羊座のシンボルカラー。

緑はバランスを取る働きがあります。希望と調和、癒し、成熟の色です。

緑は下垂体《かすいたい》に影響を及ぼすため、新陳代謝の調節を助けます。肝臓と脾臓のバランスを取り、筋肉や結合組織、それから目を休ませてくれます。

●青

・青は、肩と首の部分、下腿とくるぶしの色。

・月の星座では、牡牛座、双子座、蟹座、水瓶座のシンボルカラー。

創造と深い洞察力、信仰と献身の色です。

青は、熱のあるときに使えます。一般的にいって熱をさます力があり、やけどに効きます。暖める色が一緒に使われていないかぎり、仕事場の壁などには向きません。

人との関わりの多い人は、青い服を着ると、あまり厳しく批判されずにすみます。青は気を静め、落ち着かせ、創造的な思考に向かわせてくれます。

●藍《あい》色と紫色

・藍色と紫色は、頭と足の部分の色。

・月の星座では、牡羊座、牡牛座、魚座のシンボルカラー。

直観的な認識、鋭い知覚、謙虚さの色です。

藍色は、目と鼻と耳に、紫色は脾臓に働きかけ、抵抗力を強めます。紫色はまた、血をきれいにし、食欲を抑えます。

芸術的な仕事に関わっている人には、気持ちを落ち着かせる効果があります。

●白

白を着る人は、それによって周囲に対して心を開いていると告げています。

白壁の与える印象は、中立、調和、安心。

白い服を着て、毎日わずかでも、たとえば10分間でも日光浴をすると、体力が回復し、太陽の色彩スペクトルから、身体がそのときに必要としているエネルギーを取り入れるチャンスになります。

病気のときに白い寝具や寝間着を使うと、回復に必要なエネルギーや色を取り入れることができます。ですから病院の壁やシーツ類が白なのは目的にかなっているといえます。気持ちを明るくしてくれるようなきれいな絵を飾るのも効果があります。

病院の壁をカラフルにするのは悪くありませんが、もし色の効果に通じている人が選択をしたのでなければ、たとえ効果があったとしても偶然にすぎません。

●黒

現代では多くの若者が、黒やチャコールグレーを着ています。彼らはそれによって次のようなメッセージを発しているのです。「わたしには安らぎが必要だ」あるいは「そっとしておいてくれ。抑圧が大きすぎる」……。

以上、色彩について簡単に記しましたが、これだけでも、なぜ昨今、色を使った鍼療法やカラーテラピーが、多くの医師や療法士によって行われているか、そのわけがわかると思います。

それは古来からの経験的な知識である鍼は、わたしたちの皮膚が、外からのすべての情報を身体の中へと伝達する増幅器のような働きをしていることに基づいているからです。したがって皮膚の多くの部分は、その際それぞれ決まった身体部分への通路の働きをします。したがって皮膚を刺激すること、たとえばマッサージ、指圧、鍼、色光線照射などは、それぞれの器官に有効に働きます。

カラーアルミホイルや遠赤外線による療法は、あらゆる種類の痛みに効果があることがわかっています。骨や関節の痛み、骨折、軟骨の損傷、手術や移植のあと、やけどなどがそうです（これは欠けていく月のときにだけ治療しましょう）。

色を使った鍼療法により、ほとんどの皮膚病は症状が軽くなります。また、頭痛と偏頭痛にもよく効きます。これは鍼を使う昔ながらの方法に比べ、肌に何の損傷も与えず、感染の危険もないという長所があります。

ところで、治療のために色を使って（思い浮かべて）瞑想《めいそう》する場合、たとえ下半身にトラブルがあっても、最初はつねに上半身の色から始めてください。たとえば足にトラブルがあっても、まず肩の部分の色である青を思い浮かべるのです。

しばらくしてその色が安定すると、自然に他の色にもその効果が及びます。ひとつの色だけに神経を集中せずに、つねに身体中の色が順番にひと巡りするようにしてください。

第5章 ハーブ

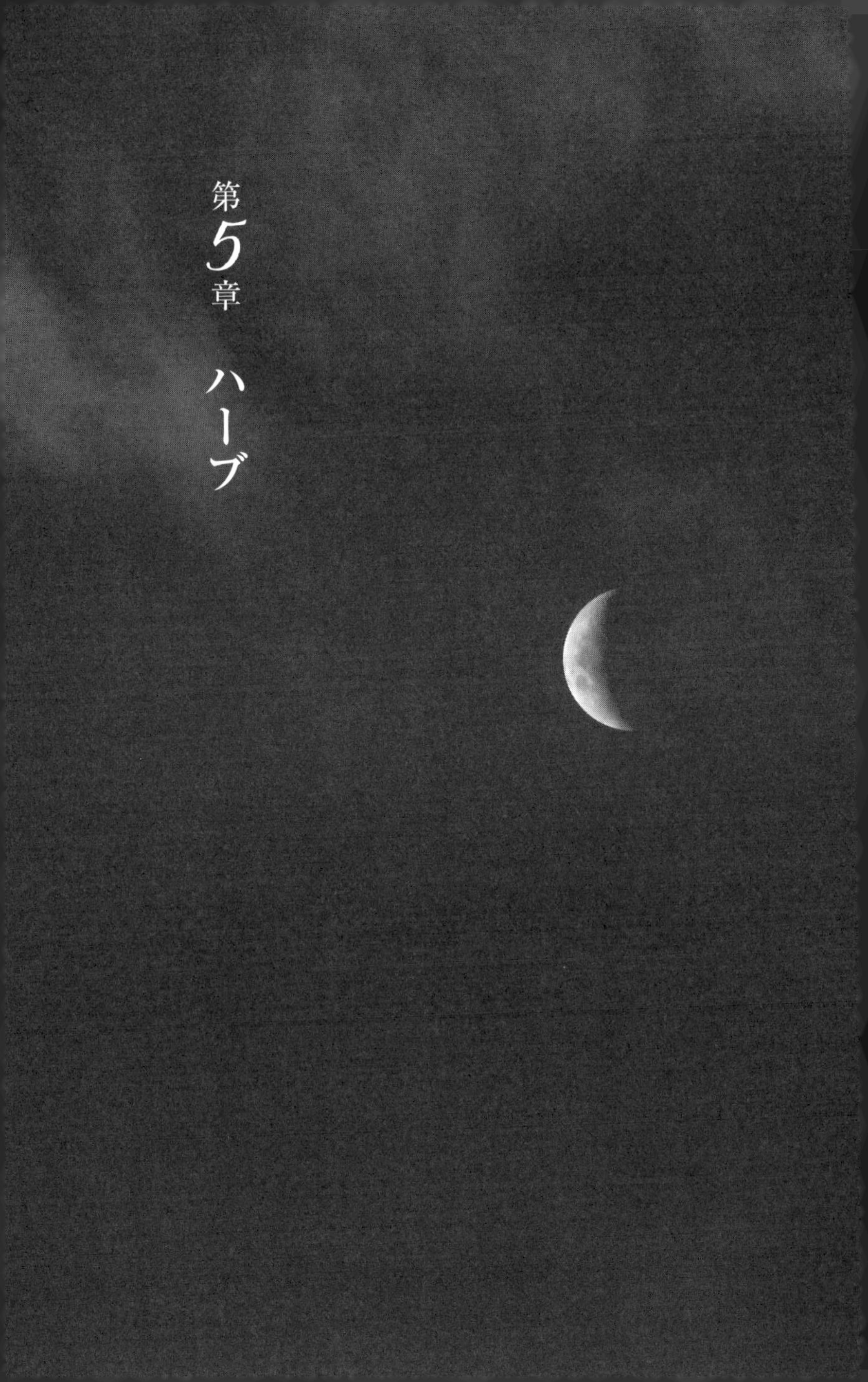

自然が育《はぐく》む植物

土がまだ自然な状態を保ち、肥料や農薬を与えられていない場合には、一戸建ての家のまわりには実にさまざまな薬草が育つものです。

それを見れば、どんな人が住んでいるか、そしてその人たちが自分たちの健康のためにどういう薬草を必要としているかがわかります。住人のうちの誰《だれ》かが身体が弱かったり、病気にかかっていたりすると、突如としてそれに効く薬草が近くに生《は》えてくるのです。

場合によっては、病気にかかる前に、その病気に効く薬草が生えてくることもあります。その人たちが引っ越して別の家族がやってくると、すぐ近くに生える薬草の種類や組み合わせも変化し、新しい住人の健康条件に適応するのです。

これをあなたはどう解釈しますか。

わたしたち人間は所詮《しょせん》、自然という木の一葉にすぎません。そして、自然はこれほど賢く、寛大にわたしたちに接してくれているのです。

イラクサ、ヒナギク、タンポポ。こういうおなじみの「雑草」に病気の症状を和らげたり、治す力があることをご存じでしたか。

あなたは今、雑草を、これまでとは違った目で見るようになったのではないでしょうか。大自然が育む植物の葉や花、果実、根などが役に立たない疾患はめったにありません。愛情を込めて上手に薬草を使う人は、おいしい料理を並べるだけでなく、食卓を囲む人たちを健康にすることができるのです。

わたしたちの使っている香辛料の多くは、さまざまな病気の予防や治療に役立ちます。たとえば、パセリ、アサツキ、ローズマリー、セージ、ロベッジ、ヨモギなど。残念ながらこれらの薬草は、たいてい単なる薬味として扱われていますが、その効用を知ったら、それだけではあまりにもったいないと思うことでしょう。

次のページの、ビタミンC含有量を記した表を見てください。

「栽培野菜」と「野生の野菜」とのビタミンC含有量を比較したものです。

これを見ると、薬草や野生の野菜は、栽培野菜よりはるかに栄養に富んでいるのがわかります。

前世紀に薬草学が衰退したおもな原因は、薬品産業が発展したためばかりではありません。何よりも、その「秘訣《ひけつ》」がほとんど忘れ去られてしまったことにあるのです。

● 「栽培野菜」と「野生の野菜」のビタミンC (mg) 含有量 (平均)

栽培野菜		野生の野菜	
エンダイブ	10	ヒナギク	87
チコリ	10	フキタンポポ	104
レタス	13	ハコベ	115
インゲン	20	タンポポ	115
アスパラガス	21	スイバ、カタバミ	117
エンドウ	25	ハキダメギク	125
ポロネギ	30	キンポウゲ	131
サラダ菜	35	アカザ	157
はくさい	36	ゼニアオイ	178
フダンソウ	39	チャービル	179
サボイキャベツ	45	ケアリタソウ	184
ムラサキキャベツ	50	シロアカザ	236
ほうれん草（生）	52	ハナウド	291
カリフラワー	73	イラクサ	333
キャベツ	95	ヤナギラン	351
ブロッコリー	114	ワレモコウ	360
メキャベツ	114	エゾツルキンバイ	402

出典／Souci & Mitarbeiter 1986-87　Franke u. Kensbock 1981, Schneider 1984

薬草治療の秘訣

乾燥植物を身体に貼ったり、匂《にお》いのきつい変わった液で、重い病気やけがを短期間に自力で治した人たちの話を聞いたことがあるかもしれません。そのもっとも重要なポイントをこれからお教えしましょう。

さまざまな反対意見はさておき、理論より自分の経験のほうを大切にしてください。

まず第一に、どの植物も「全体」で初めて効力を発揮すること。

また科学の立場から見てどうであろうと、そこに含まれる有効成分（作用物質）は、化学的に取り出された純粋な形態（エキス）においては、全体を用いた場合と比べて、ずっと効果が少ないということです。

作用物質は、どの薬草にもたくさん含まれています。

また、ひとつの植物の中にいくつかが集中することも多く、一般によく知られている植物にさえ、今日なお新たな物質が発見されているのです。

医学界の意見が次から次へと変化したあと、再び次のようなことが認められつつあります。それは、部分を合計しても全体にはならない、全体とはそれ以上の存在だということです。つまり、ある薬草の作用物質は、純粋な形態で取り出すと、長期でみれば、そっくり使った場合より、はるかに無力だということなのです。

エキスを抽出するために薬草を分析するのは、声の美しい鳥をバラバラにして、その美声の秘密をあばこうとするようなものです。

このように、作用物質だけを取り出して利用することは、100年ほど前の栄養学説、食物中の繊維質は余分なものだという説と同様、意味のないことです。

また、植物に含まれる物質には、成分だけを取り出し、限定された方法を使って人間やマウスで実験した場合、無益で効果がないと見えるものもあります。それどころか、このような一見余分な物質のなかには、弱い毒性があることさえ珍しくありません。

ここで忘れてはならないのは、これは作用物質が多すぎる植物の場合であり、それが強く作用しすぎないようにという自然の叡知《えいち》によるものだということです。純粋な形態では「よい」ものも、分量が多いと弱い毒と同じような作用をする場合があるからです。

せっかく調和している構成要素をばらばらにするのはやめましょう。多大な苦労や費用、手間をかけて、エキスとして取り出さなければ利用できないほど、自然の仕組みは複雑ではありません。

全体を使うことで初めて薬草が効くということは、ずっと昔から知られていました。

100年前に正しいとされた医学が、今日とは違う考え方をしていたように、100年後の医学は現代の水準を哀れむことでしょう。

けれどもわたしたちは、100年も待つ必要はありません。「農園で栽培され、殺虫剤を撒《ま》かれ、チューブやティーバッグや錠剤にパックされて、初めてセージは効きめがある」などという人はいないのですから。

ですから、ためらうことなく薬草をそのままそっくり用いてください。果実、根、葉、花、あるいはすべてを一緒に。植物のどの部分が最大の効力を発揮するかについては、きちんとした薬草の本なら必ず載っているはずです。

薬草学から見た「正しい時期」

まずはじめに、野草の収集について。

自然を尊重し、次のことに気をつけてください。

1、野草はすべて（「雑草」も含む）、必要な分だけを採ること。

2、自分がよく知っていて確実に識別できるものに限ること。

3、全部取り尽くさず、必要なものだけを摘み取ること。

実際にやるとわかりますが、たいていは考えていたより少ない分量で足りるものです。特に根を掘り起こすときは、文字通り根絶やしにしないよう細心の注意を払ってください。自然保護の対象に指定されている珍しい薬草は、専門店で購入しなければならず、採集地や摘み取る時期を選べません。けれども植物のエキスはまだ生きています。正しく使えば、役に立つでしょう。それには何よりもまず、あなたがその植物と、自分の自然治癒力を信じることです。

作用物質は、その植物全体に、均等に分布しているわけではありません。ものによっては、採集の時期が非常によくない場合もあります。作用物質が根にあるのに、それを使うためには花が必要だったりするからです。

また、あなたがせっかく花や葉を収穫しても、治癒力は実のほうに集中しているということもありえます。採集時期を正しく選ぶには、何より個人のフィーリングと天候の観察が必要です。

一般的にいって、花摘みには花の日（双子座、天秤座、水瓶座）が適していますが（95ページ参照）、空が曇っていたり、寒かったりすれば、それもあまり助けにはなりません。乾燥したよい天気の日でなければ、薬草を摘んでも意味がないからです。

一番よい季節と時間帯

植物は、若いときに最大の治癒効果があります。発芽し、花をつけるためのエネルギーが治癒力も高めるからです。

若い植物の場合、作用物質は比較的簡単に取り出せますが、年を取ってくるとまったく取り出せないことも珍しくありません。したがって、一般的にいうと春が最適の季節ということになります。けれども他の季節でも、まだ十分（特に葉は）、役に立ちます。

根を掘るなら、夜間、早朝、夕刻いずれかにしてください。葉なら、露が乾いたあとの昼少し前に。そして花なら大きく開いている日光のもとで。花がしおれる直前になると、治癒力がずっと少なくなってしまいます。種と果実はどの時刻に集めてもかまいません。これらは他の部分より抵抗力があります。とはいえ、午後の一番暑い時刻は避けましょう。

月の相と星座

薬草を集めたり使ったりするとき、月の相、月の星座はそれぞれ重要な役割を担います。収穫日の星座に支配される身体の部分に合わせて採集すると、いっそう効果があります。

たとえば牡牛座の日に集められた薬草は、のどの病気にいちだんと効きます。天秤座の日に集められたオドリコソウからは、膀胱炎によく効くお茶がつくれます。薬草が効く身体の部分を左ページの表にまとめてみました。

空気が乾燥していなければならないことをお忘れなく。気候条件がよくなるまでしばらく待たなければならないこともあります。

植物の採集期と個々の部分

●採集期

満月や蠍座の夜は、あらゆる薬草にとって理想的な採集期です。

満月の晩には、植物全体が活気をおびてきます。これもまた、薬草に詳しい人々がまわりから、うさんくさい目で見られていた理由のひとつに違いありません。薬草を摘むため、しょっちゅう夜中に出歩いていたからです。

このときに摘んだ薬草は、治癒力がとても高いうえ、満月の夜だと明るくて探しやすいというだけの理由なのですが。

●各星座の時期に集められた薬草が効く、おもな病気と症状

星座	おもな病気と症状
牡羊座	頭痛、目の病気
牡牛座	喉の痛み、耳の病気
双子座	肩の痙れんなど
蟹座	気管支炎、胃・肝臓・胆のう、肺の病気
獅子座	心臓や血液循環の病気
乙女座	消化器官と膵臓の病気
天秤座	腰（臀部《でんぶ》）や腎臓、膀胱の病気
蠍座	生殖器や尿道の病気
射手座	大腿の病気
山羊座	膝、皮膚、骨の病気
水瓶座	下腿の病気
魚座	足のトラブル（くるぶしから下）

●根

根を掘り起こすのに適しているのは、植物がまだ完全に生長しきってない早春、または再び地に引きこもる秋で、このとき、治癒力は根の部分にまで下りてきています。

根を掘るのに適しているのは満月、欠けていく月、新月のときに限ります。治りにくい病気に使うものは特に。新月の日は、植物の力が根まで下りているため、特におすすめです。根は絶対に日光にさらさないように。

したがって、一番いいのは日の出前か夜遅くということになります。根の日である牡牛座、乙女座、山羊座の日の夜も適しています。

●葉

葉に関しては、季節はいつでもかまいませんが、若い植物に限ります。摘み取るときには太陽が出ていなくてもかまいませんが、朝露が蒸発していることが条件です。ですから昼の少し前がいいでしょう。

採集期は満ちていく月、つまり新月から満月までの葉の日（蟹座、蠍座、魚座）に。蠍座の日に集められた薬草には、特別な治癒力が宿っているだけでなく、乾燥、保存、貯蔵に最適です。その反対に、蟹座や魚座の日に集めた葉は、なるべく早く使ってください。

例外はイラクサの葉。この抜群の血液浄化剤は、もっぱら欠けていく月のときに集めます。飲むのも欠けていく月のときだけにしましょう。

●花

花に関しては、たいてい春や夏が適しています。満開のとき、特に真昼がよいでしょう。花が開いて、治癒力が花に移動するためには、気温が高く、なおかつ太陽が照っていることが条件です。咲き終わりの花は向きません。

花を集めるのは、満ちていく月か満月の日、できれば花の日（双子座、天秤座、水瓶座）がよく、あるいは星座に関係なく、満月の日の昼間がいいでしょう。

●果実と種子

果実と種子は熟したものを選んでください。まだ青いものや、熟しすぎてぶよぶよしたものもやめましょう。となると、採集期は夏か秋だけということになります。

摘む時刻より大切なのは空気が乾燥していることですが、それでもやはり午後の一番暑い時間帯は避けてください。満ちていく月のときに収穫された果実や種子は、すぐ使うほうがよいのです。水分を吸いすぎていて、乾きにくいからです。

収穫によい日は、欠けていく月の果実の日（牡羊座、獅子座、射手座）です。確実に長持ちするでしょう。

果実の収集にもっとも向かないのは、蟹座、乙女座、山羊座、魚座です。

薬草の貯蔵の仕方

すぐに使う必要のない薬草は、満月の直前か満月、または欠けていく月のときに摘んで貯蔵するとよいでしょう。

欠けていく月のときには、治癒力はいくぶん弱まりますが、満月の日のように、カビが生えたり腐ったりする心配はありません。

また、乾燥に要する時間も植物によって違いがあります。満ちていく月の時期に収穫された薬草を乾かす場合、必ず欠けていく月の時期まで延長するようにしてください。

詰める前に、音のチェックをしましょう。

欠けていく月のときや、新月の日がすでに過ぎているのに薬草がガサガサ音をたてない場合は、長期の貯蔵には向きません。そのときはすぐに使いきってしまいましょう。

乾燥、貯蔵、保存には、細心の注意を払ってください。この価値ある自然の贈り物をむだにすることのないように。

乾かすときは、日陰におき、頻繁に裏返してください。空気を通す自然素材、たとえば木製のすのこや紙などを敷くとよいでしょう。アルミホイルやラップは絶対に使わないように。

ガラスびんやダンボールに詰めるのに適しているのは、採集日に関係なく、欠けていく月の期間です。満ちていく月のときだと腐る危険があるからです。色つきのガラスびん、ダンボール、紙袋などに入れましょう。湿ったり、光に当たったりせずにすみますし、香りや効力も保てます。

ちなみに、薬用や料理用のハーブ（マジョラム、タイム、ロベッジ、パセリ等）は、束ねて風通しのよい場所にさかさにつるして乾かすだけで十分です。

こうすれば場所もとらず、見た目にも美しく、よい香りがあたりの雰囲気を心地よくしてくれます。

けれども、こういったからといって、市販されているハーブ製品がまったく価値がないというわけではありません。正しい心構えで用いさえすればいいのです。あなたの自然治癒力と結びつくよう、心の中で植物に語りかけましょう。

たとえば風邪をひいたときには、アサツキの茎を噛むだけでも効果があることがあります。正しい採集期がことのほか重要なのは、治りにくい慢性疾患です。この場合は注意しなければなりません。

調理法と使い方

ハーブは生でサラダにしたり（クレソン、若いタンポポなど）、煮たり（セージ、ニワトコの花など）、ほうれん草のようにおひたしなどにして（イラクサなど）食べると最大の効果があります。それだけでなく、同様の効果を持つ調理の仕方や使用法が、他にもたくさんあります。そのなかからいくつかをお伝えします。

●お茶

お茶にするのに適しているのは、揮発《きはつ》性の油分を含んだよい香りの若い薬草です。あまり長く煮ると、治癒力が減少してしまうので注意しましょう。

乾燥させた、あるいは生の薬草をひとつまみポットに入れて、沸騰したお湯を注ぎ、ふたをして3〜10分ほどそのままおいてさらします（金属の茶こしは使わないように）。

大体の目安としては、葉が底に沈んだらできあがりです。けれども油分が多いと数時間たってもまだ沈まないことがあります。その場合は、10〜15分おけば十分です。治癒成分が絶え間なく蒸発しているので、できたらすぐに飲みましょう。

●煎《せん》じ薬

適しているのは、溶けにくい治癒成分（珪酸《けいさん》、苦味素《くみそ》、タンニン酸）を持つ植物（珪酸が含まれる植物は、144ページの表参照）、なかでもその木、根、茎です。それらをホウロウ鍋《なべ》に入れ、水を注いでゆっくり煮てください。煮つめる時間はだいたい15分くらい。ステールや鉄、銅、真鍮《しんちゅう》製の鍋はなるべく避けてください。

●浸出液

水にひたして一晩おけばできあがりです。また、そのハーブを取り出して、新鮮な水（浸出でできた液体ではなく）でさっと煮立て、残りのエキスをとるのもよいでしょう。浸出液はどろっとしています。オイルを足せば穏やかな効き目の湿布液ができます。

●生ジュース

薬草によっては簡単にジュースをしぼることができるものもあります。けれどもあまり長持ちしないのですぐに使ってしまいましょう（飲み物として、または湿布用に）。

●軟膏と配合膏薬《こうやく》

生のハーブや、煮詰めるなどしたものを、やわらかな脂肪と混ぜてすりつぶしたり煮たりすると、軟膏や配合膏薬になります。

自然飼育をしている農家から満月の日に屠殺《とさつ》した豚の脂肪（ラード）をわけてもらえれ

ば理想的です（満月の日に屠殺すれば、肉がずっとやわらかくて持ちがよいことを、農家の人たちも知っているかもしれません）。そしてこれを欠けていく月のときに低温で溶かしてください（乙女座の日は避けましょう。カビが生えやすくあまり長持ちしないので）。

これは、軟膏の材料としても湿布薬としても優れています。やわらかく溶かしたラードに、新鮮な薬草（キンセンカ等）を加えて、軽くいためてください。ジャムのびんひとつ分のラードに対し、薬草ふたつかみで十分です。混ぜたものは一晩おき、次の日にもう一度液体になるまで少しずつ温めます。これを目の細かいこし器でこして、清潔なガラスびんに入れ、暗いところで保存してください。

こうしてできた軟膏は、咳《せき》が出たり、気管支炎になったりしたときなどに、胸に湿布するとよいだけでなく、静脈瘤《じょうみゃくりゅう》をはじめ、さまざまな痛みにもすごくよく効きます。つねにホウロウ鍋を使い、木のスプーンでかき混ぜましょう。

軟膏づくりに適しているのは、満ちていく月、花の日（双子座、天秤座、水瓶座）、それから満月の日です。満月の日は、植物の持つ治癒力が高まっているうえに、ガラスびんに詰めて保存する日が、欠けていく月の時期に当たるので、一番よいといえるでしょう。

ただし蟹座や乙女座の日は避けましょう。熱処理した軟膏の入れ物は、花と一緒に地下室や冷蔵庫にしまい、欠けていく月のときになったらこして詰めます。

●匂い袋

匂い袋用の薬草は、満ちていく月のときに摘み、欠けていく月のときに目の詰んだ自然素材（亜麻等）で作った袋に詰め、しっかりと縫ってとじます。花の日（双子座、天秤座、水瓶座）に採集すれば香りを長く楽しめます。店で買ったものでも、詰めるのは欠けていく月のときにします。空気が乾燥しているときに、風にあてて、腐るのを防ぎましょう。

匂い袋はリウマチ、アレルギー、神経過敏、睡眠障害など、いろいろなことに使えます。

正しい植物の選び方

ところで、適切な植物を選ぶにはどうしたらよいのでしょうか。

わたしたちの経験をもとにして作った表を次のページにあげておきます。薬草名は効果の強い順になっています。つまり、最初にあげた植物が、経験からいうと一番効果があるということです。

しかしここで忘れてならないのは、結局のところこれは参考にすぎないということです。もっとも大切なのは、あなたの勘です。すべての植物がすべての人に同じように効果があるわけではありません。

●症状や臓器に対して効果が期待できる植物

効果	植物（効果の強い順）
下剤	センナの葉、クロウメモドキ、カラクサケマン、タンポポの根、セイヨウノコギリソウ
結合組織の強化	スギナ、ミチヤナギ、ヘラオオバコ、ヒレハリソウ、ヒース（エリカ）、サヤインゲン、キンミズヒキ、イラクサ、プルメリア、きゅうり、ほうれん草、玉ねぎ、オオムギ

以上の植物の多くには、珪酸《けいさん》が含まれる。

身体の外側、内側ともに炎症を抑える効果があり、結合組織の代謝障害を抑止する。若いものだけを使用すること。

珪酸は身体が取り込むものなので、表の薬草を使ったお茶、湿布、料理の付け合わせは、満ちていく月のときのほうが効果が大きい。

効果	植物
血液の改善	イラクサ、セイヨウノコギリソウ、セージ、キンセンカ、ルバーブ、セロリ、ロベッジ、パセリ、スギナ、ニワトコ、にんじん、ヤエムグラ、オトギリソウ、だいこん、タイム、玉ねぎ、ゲンノショウコ、マメグンバイナズナ、ニンニク
血圧を下げる	ヤドリギ、ニンニク、玉ねぎ、スギナ
浄血	イラクサ、タンポポ、パンジー、ウイキョウ、セイヨウノコギリソウ
止血	ナズナ、セイヨウノコギリソウ、ヤドリギ、タンポポ
血糖値を下げる	カノコソウ、イラクサ、ニワトコ、タンポポ、コケモモの葉、玉ねぎ、クレソン
炎症を抑える	ヒレハリソウ、ヘラオオバコ、フキタンポポ、キンミズヒキ、ミチヤナギ、カミツレ

胆汁の分泌を促進する	タンポポ、カミツレ、リンドウ、セイヨウヒルガオ、ミツガシワ、だいこん、オトギリソウ、クサノオウ、ペパーミント、ニンニク、キンミズヒキ
甲状腺腫《せんしゅ》の抑止	サラダ菜、エンバク、にんじん、ほうれん草、りんご、クレソン、ニンニク
痛みと痙《けい》れんの緩和	カノコソウ、ペパーミント、カミツレ、セイヨウノコギリソウ、オトギリソウ、ヒース、シソ科の植物（バジリコなど）、白樺の葉、スギナ、ミチヤナギ、エゾツルキンバイ、メリッサ（セイヨウヤマハッカ）、ローズマリー、セージ、りんごの皮（お茶はできるだけ熱いうちに飲む）
引き締め（肌の手入れ）	マジョラム、ヘラオオバコ、タンポポ、バラ、クワガタソウ、ハゴロモグサ、フキタンポポ、キンミズヒキ、クルミ、オトギリソウ
鼓腸《こちょう》（腸内にガスがたまる）	キャラウェー（ヒメウイキョウ）、アニス（セリ科）、ウイキョウ、セージ、ペパーミント、メリッサ、セイヨウノコギリソウ、カミツレ

膀胱疾患	オドリコソウ、セイヨウノコギリソウ、カミツレ、タンポポ、イラクサ、スギナ、ゲンノショウコ
婦人病全般	ハゴロモグサ、セイヨウノコギリソウ、イラクサ、ゲンノショウコ、セージ、ナズナ
月経痛	セイヨウノコギリソウ、オトギリソウ、カミツレ、カノコソウ、ヨモギ、メリッサ、ペパーミント
月経過多	ナズナ、ハゴロモグサ、スギナ、イラクサ、オドリコソウ、セイヨウノコギリソウ、キジムシロ、ヤナギタデ
月経停止	オトギリソウ、キンセンカ、ニガヨモギ、パセリ、ウイキョウ、メリッサ、アンゼリカの根
乳汁《にゅうじゅう》の分泌	キャラウェー、ルリチシャ、マジョラム、コロハ、ヒヨドリバナ、ワレモコウ、コリアンダー、アニス、ウイキョウ
乳汁をとめる	クルミ、ホップの実、セージ

肌のトラブル	オオバコ、セイヨウノコギリソウ、玉ねぎ、セージ、スギナ、ハゴロモグサ、フキタンポポ、オトギリソウ、ニワトコの花、菩提樹《ぼだいじゅ》の花、キンセンカ、パセリ、ルバーブ、クルミの木の葉、パンジー、ごぼうの根
リウマチと痛風	スギナ、イラクサ、ニワトコ、白樺の葉、ヒース、アルニカ、パセリの根、セイヨウサクラソウの根、ナズナ、ネズの実、フキタンポポ、セイヨウノコギリソウ、トチノキ（マロニエなど）の樹皮、ホップ
下腹部の不調	ハゴロモグサ、セイヨウノコギリソウ、赤かぶ、キンセンカ、センテッドゼラニウム、オドリコソウ、ルバーブ、ヤドリギ、スギナ、イラクサ、ナズナ、アンゼリカの根、サルビア、カノコソウ
腸全般	赤かぶ、タンポポ、セイヨウノコギリソウ、ハゴロモグサ、イラクサ、ヒレハリソウ、カミツレ、ニンニク、キンセンカ、玉ねぎ、ナズナ、ルバーブ、スギナ、ウイキョウ

骨／関節	ヒレハリソウ、キンセンカ、セージ、セイヨウノコギリソウ、ごま、ひまわり、玉ねぎ、レンズ豆、ルバーブ、イラクサ、キャベツ、オオバコ、だいこん
肝臓／胆のう	タンポポ、セージ、セイヨウノコギリソウ、クサノオウ、ヒカゲノカズラ、スギナ、カミツレ、キャラウェー、オトギリソウ、イラクサ、赤かぶ
肺	オオバコ、セージ、カキドオシ、クレソン、スギナ、玉ねぎ、プルメリア、ビロードモウズイカ、赤かぶ、セイヨウノコギリソウ
リンパ腺《せん》	ゼラニウム、赤かぶ、だいこん、ヤエムグラ、ニンニク、ワレモコウ、スギナ、玉ねぎ、オオバコ
胃	セイヨウノコギリソウ、オドリコソウ、キンセンカ、オトギリソウ、スギナ、ヤドリギ、赤かぶ、セージ、にんじん、アサツキ、だいこん

脾臓《ひぞう》／膵臓《すいぞう》	タンポポ、ルバーブ、セージ、セイヨウノコギリソウ、赤かぶ、玉ねぎ、レンズ豆、ヤドリギ、クルマバソウ、スギナ
腎臓《じんぞう》	カミツレ、オトギリソウ、キンセンカ、赤かぶ、セージ、オドリコソウ、ルバーブ、ヤエムグラ、アキノキリンソウ、ハゴロモグサ、オオバコ、ゼラニウム、イラクサ
前立腺と睾丸《こうがん》	かぼちゃの種、スギナ、ニンニク、アカバナ、ゼラニウム、セージ、白樺、セイヨウノコギリソウ、オオバコ、キンセンカ、カミツレ
甲状腺	ヤエムグラ、キンセンカ、赤かぶ、セイヨウノコギリソウ、センテッドゼラニウム、イラクサ、スギナ、カノコソウ、ルバーブ、クレソン

第6章 バイオリズム

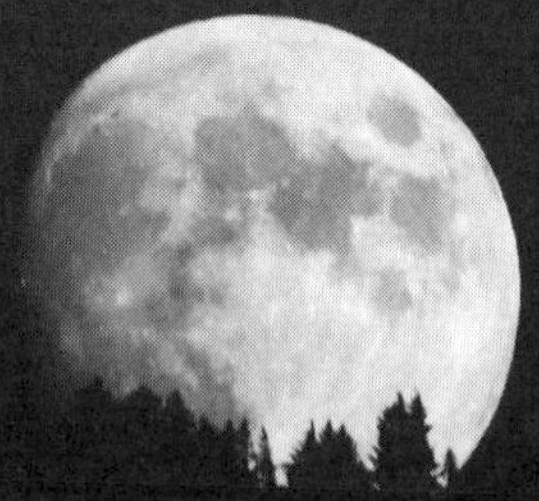

バイオリズム

数時間、あるいは何日間か、何となく気が乗らなかったり、これといった原因もないのに怒りっぽくなったり、突然キレるなどということはありませんか？　そうかと思うと、理由もなく肉体的、精神的にハイになり、一日中活気にあふれて、何が起ころうと平気だったりすることは？

ここではまず、このような不可解な現象の原因のひとつ、すなわち人間のバイオリズムについてお話しします。これは、月のリズムと組み合わせるといっそう役に立ちます。

生活の3つのリズム

生まれ落ちたその日から、バイオリズムは、わたしたちの身体、精神、魂だけでなく、行為、思考、感情にも多大な影響を与えています。

これについて知ることは、生活していくうえでも、仕事においてもとても役に立ちます。いろいろな面で、ある程度結果を予想することができるからです。

古代ギリシャの医者は、当時すでに患者にとっての「よい日」「悪い日」を考慮にいれていました。西欧では長い間忘れられ、無視されてきたこの力は、今世紀になって再評価され、異国的な響きを持つラテン語の単語を与えられました。

それがバイオリズムであり、これこそが、一生を通じてわたしたちの体内時計をゆっくりと、そして規則正しく動かしているものなのです。この厳密さ、規則正しさは、自然の作用としては珍しいといえます。

バイオリズムは、大きく次の3つのリズムにわけられます。

＊肉体のリズム（23日間）

＊感情のリズム（28日間）

＊理性のリズム（33日間）

次のページのグラフは、この曲線を示したものです。

グラフを見ればわかるように、感情のリズムはゼロ地点の日からスタートして上昇し始め、14日後の最初の交替日（A）で再びゼロ地点にまで急降下し、さらに13日かかって最下点に達します。つまり、最初のゼロ地点から28日後の2つ目の交替日（B）で終了し、また新たなサイクルが始まります。

肉体のリズムも、まったく同じ経過をたどりますが、高期は11日半で終了し、全体のサ

●バイオリズム曲線

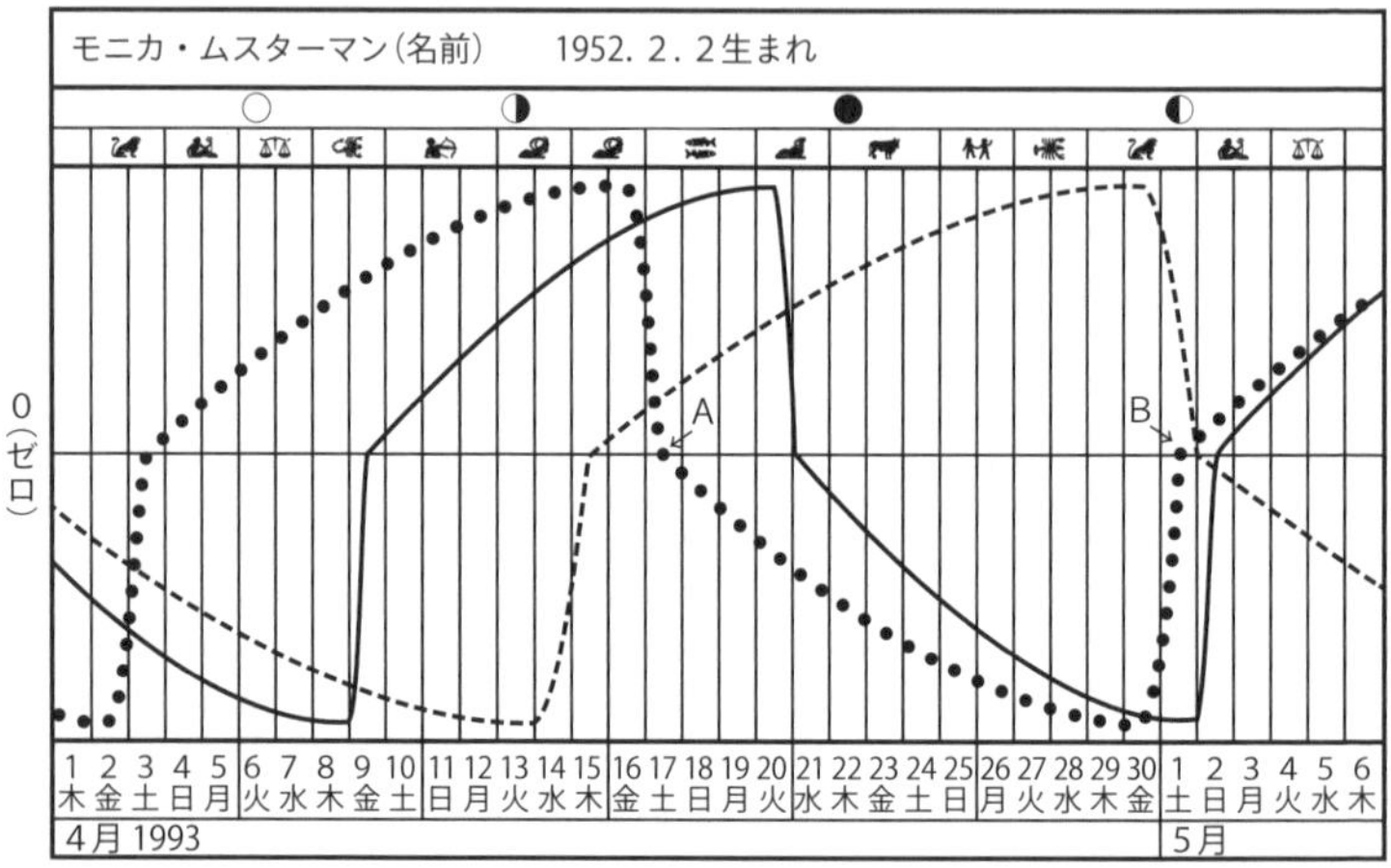

――――――― 肉体のリズム（23日間）

・・・・・・ 感情のリズム（28日間）

- - - - - - - 理性のリズム（33日間）

イクルも23日で終了します。したがってカーブはさらに急になります。理性のリズムは、高期が16日半で終了、全体のサイクルは33日間なので、3つのなかで一番なだらかなカーブになります。

どのリズムにとっても、「交替日」はつねに重要です。交替日の力は数時間、ときには1日、あるいはそれ以上も続くことがあり、ほとんどの場合、不安定な時期となります。

肉体、感情、理性に及ぼす影響は、気候の変化にたとえることができます。

その際、低い時期（低期）から高い時期（高期）への交替日の移行は、高期から低期への場合ほどはっきりとは感じられないことが少なくありません。それは、2番目の交替日（低期から高期へ）の前の数日間、すでに心身ともにベストコンディションではないためと思われます。

この3つのリズムは、絶え間なくわたしたちに影響を与え、浸透するだけでなく、お互いに影響しあっています。また、わたしたちの健康状態、年齢、環境、ストレスをはじめ、その他無数の条件とも相互に作用します。

また右ページのグラフは、3つのリズムのひと月の経過を示しています。これを見ると、例に挙げた人の場合、4月30日には肉体と感情のリズムが最下点を示しているのに対して、理性のリズムは最高点にあることがわかります。

このように、3つのリズムは相互に影響しあい、密接に関わっているため、それぞれのリズムの影響は非常に複雑となり、すべての人に同じというわけにはいきません。

それではここで、それぞれのリズムについて詳しく見ていくことにしましょう。

●肉体のバイオリズム（23日間）

スポーツはもちろん、マッサージ師やダンサー、建設作業員のように、何らかの形で身体を使う仕事をしている人は、より強くこれを感じます。

高期の間は生命力にあふれ、スタミナもあるように感じるのが一般的です。肉体労働も普段より楽で、スポーツではたいていよい成績をあげることができます。また冒険心や活力、自信や勇気などにもよい影響があります。

一方、交替日は概して不安定です。健康面では、他の日よりもわずかに抵抗力が落ち、普段は問題なく片づけられるような仕事も、より集中力が必要になります。神経、筋肉、関節という肉体のチームワークがうまく働かなくなることもあります。

助産師のなかには、バイオリズムを正確に知っている人が少なくありません。

彼女たちは、11日目（肉体のリズムの交替日）が新生児にとっての山場だということを心得ています。この日は嘔吐《おうと》などの心配な症状が出やすいのです。

「ひと月もてば、赤ちゃんは大丈夫」。助産師や小児科医がこういうのは、人間が33日間で肉体、感情、理性の3つのリズムをひととおり経験するという事実に基づいています。

そして低期に入ると、パワーが徐々に下降するのが特徴的で、肉体的なテンションも下がります。何をするにもしんどく、普段より長い休息が必要になります。

たとえば2度目の交替日（B）の前に山歩きをすると、高期のときに比べてずっと疲れやすくなります。ですからこの時期は、新たな力を蓄えるための休息や休憩にあてるとよいでしょう。

●感情のバイオリズム（28日間）

感情のバイオリズムは、わたしたちの内的、外的な知覚や感じとる力、一般的にいって感情面、直観、想像力などに影響を及ぼします。感情のリズムが特に重要なのは、教育者、医師、看護師、介護士、宗教家など、人と関わる職業の人です。

高期にあるときは、感情面が普段より活発になり、人生のポジティブな面に目がいきやすくなります。楽観的に考えられるだけでなく、それを維持するのも比較的楽です。ウエイターであれ、教師や宗教家であれ、人に奉仕する職業の人は、ベストコンディションになり、ポジティブな思考ができるため、仕事がうまくいきます。

感情のリズムは、自分の誕生日の曜日を軸に、いつもきっかり14日間隔で「交替日」をもたらします。

交替日には、人は混乱する傾向があります。感情のゆれ、些細《ささい》なことに対する不機嫌さなど。日曜日生まれの人が、運がいいといわれる（ドイツではこういわれる）わけは、ひょっとしてこのあたりにあるのかもしれません。

というのは、日曜日生まれの人は、交替日がつねに日曜日にあたり、平日よりのんびりできるために切り抜けやすいからです（例外があります。「日曜ストレス」という言葉があるように、私生活でやるべきことが多い場合です）。

低期になると、悲観的で意気消沈し、怒りっぽくなります。人生のむなしさを今さらのように感じるときでもあります。

この期間、特に終わり頃には、悲観的にならないよう、普段より厳しく自己規制する必要があります。また、低期にある子供たちには怒って説教してもむだです。片方の耳から入って、もう片方から抜けてしまいますから。

●理性のバイオリズム（33日間）

このバイオリズムは、何よりもまず、頭を使って計画的に仕事をする能力に関係します。影響を受けるのは、論理性、理解力、学習能力、先見的な思考、総合的判断力、内的・外的方向感覚など、要するに精神のありようです。教師、政治家、コンサルタント、ジャーナリスト、文筆家といった人たちは、このリズムに特に敏感です。

理性のリズムの高期がどう影響するかは、想像がつくことと思います。理性に左右される活動はうまくいき、知的な情報も楽に消化吸収し、応用できます。自分をコントロールするのもいつもより楽です。生涯学習のセミナーに参加するのもいいでしょう。

交替日には、テンションが下がります。反応も鈍くなりがちです。車を運転する人は普段よりもいっそう注意してください。また、何か新たに吸収しようとしても、思うようにいかないことがよくあります。ですから、この日は集中力を要するような面倒な仕事は避けたほうがいいでしょう。同じことが低期にもいえます。低期は精神的に徐々に活発さがなくなり、ちょっとしたことで、すぐ精神的にまいってしまいます。

日常生活でのバイオリズムの役割

実際に自分のバイオリズムを調べて試した人は、それを知ることがどんなに意味のあることか、すぐに実感となってわかるでしょう。

とりわけ子供と接する人たちには役立つはずです。生徒が理性や感情のリズムの低期にあるとき、無理に新しいことを教え込もうとしても、まるでむだな場合が多いからです。親も、こういう日には過大な要求をしないようにしましょう。

教師にとって、低期はわかりやすく教えるのが難しいときです。教職にある人は、可能であれば、自分の低期だけでなく、生徒の低期についてのリストを作ってみてはどうでしょう。

生徒数の多い学校なら、生徒をバイオリズムごとにグループ分けして、それに基づいて学習計画を調整することはそれほど難しくないと思います。また生徒数の少ない学校でも、それぞれの生徒のリズムに注意するだけでも大きな効果があるはずです。

学習障害（ＬＤ＝読み書きや計算などの習得の阻害。神経組織の機能障害と関係づけられている）の子供をバイオリズムに基づいて指導した結果、うまくいった例もあります。

バイオリズムの調子がよい日は、たとえば試験（運転免許試験など）、就職の面接、応募、部下や上司との話し合い、難しい仕事などもうまくいく可能性が高まります。大会などのためにスポーツ選手を選ぶ場合、同程度の実力なら、大切な試合の前にバイオリズムが高期になる選手を選ぶといいでしょう。

バイオリズムに関する書物のなかには、人生や職場のパートナーとのバイオリズムが食い違っているとよくないといっているものもあります。

もちろん、これはまったくの間違いとはいえませんが、正確ではありません。確かに、調和していればやりやすい場合が多いのですが、問題は低期です。一緒に泥沼から抜け出そうと努力し、励ましあうことはけっしてたやすくないからです。

それではその逆、２人のリズムが正反対の場合はどうでしょう。

自分が高期にいるときに低期にいる相手をひきあげ、刺激を与えるのは、もっと難しいともいえますが、お互いに助け合えば、ずっと簡単に低期を切り抜けられるかもしれません。長い目で見れば、ぴったり一致する、あるいは正反対という両極端のケースより、半分くらい合っているほうがいいことは確かです。

経験的にいえるのは、相手の「不機嫌な日」を知っているだけで、大変役に立つということです。つまり、パートナーが心理的に不調になる日のことです。

他の場合もそうですが、ここでも一番大切なのは理解と思いやりです。パートナーや自分の機嫌が悪くても、自制がきかなくても、やる気がなくても、それがみな、そのときのバイオリズムに関係していることがわかっていれば、ずっと対処しやすくなります。

ただし、こういったからといって、自分の問題行動をバイオリズムのせいにしていいという意味でないのはもちろんです。

このようにバイオリズムについての知識は大変役に立つものですが、それを本当に意義あるものにするため、次の一般的な規則と助言に注意してください。
①月のリズムの場合と同様、バイオリズムにおいても、はじめから「よい日」とか「悪い

日」が存在するのではなく、あなたがそれをどのように生かせるかにかかっているのです。また、それを弁解やごまかしに利用してはいけません。

②重要な仕事の期日を自分で決めることができる場合は、バイオリズムを計算に入れましょう。

③たとえ大切な日が低期や交替日にあたっても、前もってわかっていればうまく対応することができます。備えあれば憂いなしです。

④バイオリズムに関するものはすべて個人的な体験です。あなたが得た知識は、ただあなただけに通用するものです。ですから、他人に助言はできません。ときには、高期のほうが低期よりも疲れることもあるでしょう。いっぽう低期だというのに雷に打たれたように、斬新なアイデアが浮かぶことだってあるかもしれません。これは低期にはすべてのパワーが減少するため偏見や固定観念、いいかえれば自分に都合の悪い真実から目を背けようとするエネルギーさえ不足するからです。

バイオリズムの計算方法

生まれてからの日数を計算する

まず、自分の年齢に３６５をかけます。それに一番近い誕生日から現在までの日数を足し、最後にうるう年の分も足してください。

自分の生まれ年がうるう年の場合は要注意。その場合は、誕生日が2月29日以前なら、今年の分としてもう１日足してください。計算する年がうるう年の場合も、バイオリズムを計算する日が２月29日以降であれば、やはり１日足してください。

★計算例（この人は、うるう年生まれです）

誕生日	１９５２年２月２日
計算日	１９９３年４月27日
年齢（41歳）×３６５＝１４９６５	１４９６５
誕生日からの日数	84
うるう年の追加分（41÷４〈小数点以下切り捨て〉＋１日）	11
生まれてからの日数の合計（１４９６５＋85＋11）	１５０６０

次に、合計日数を次の数字で割ります。

まず23で（肉体のリズム）

次に28で（感情のリズム）
最後に33で（理性のリズム）
このとき、小数点の前には数桁、後にも数桁の数字が出ます。小数点前の数字はもう関係ありません（これは、これまで何回それぞれのリズムを経験したかを表しています）。
小数点の後の数字（初めの3桁で十分）が必要な数です。

先程計算した数字を例にとってみましょう。
誕生日からの日数の合計　15060
23で割ると（肉体のリズム）　654・782　↓　0・782
28で割ると（感情のリズム）　537・857　↓　0・857
33で割ると（理性のリズム）　456・363　↓　0・363

肉体のリズムを出すには、この数字（0・782）に23をかけます。それが、今回のリズムが始まってからすでに過ぎた日数です（例では、17・9を四捨五入する）。
つまり、この人の場合、約18日過ぎたことになります。ということは、11日半後にくる交替日はとっくに終わり、すでに低期に入って6日半たっていることになります。

あとの2つのリズムも同様に計算します。感情のリズムを出すには、小数点あとの数字（例では0・857）に28をかけます。この人の場合、23・9で、四捨五入すると24。したがって感情のリズムの24日目にいます。ですから14日後にくる交替日もとっくに過ぎています。また、低期に入って約10日たっています。

理性のリズムを出すには、同じく小数点後の数字（例では0・363）に33をかけます。答えは11・9。したがって12日目、つまり高期の最中、交替日の4日半前にいることになります。計算日に、肉体のリズムの18、感情の24、そして理性の12の数字をカレンダーに記入して順に数えていけば、計算を繰り返す必要はなく、数カ月後、数年先までたどることができます。ここで忘れてはならないのは、23（肉体）、28（感情）、33（理性）日後には、再び1から始めることです。

次のページのカレンダーは、154ページの1993年4月末～5月にかけてのバイオリズムを記したものです。5月1日と2日の週末がベストコンディションになることがわかりますね。いいかえれば、3つのリズムの交替日が迫っています。

計算が正しいかどうかは、感情のリズムの交替日がつねに誕生日の曜日にあたっているかどうかでわかります。たとえば水曜日生まれの人なら、14と28は水曜日になるはずです。そうでない場合はやり直してください（この人は土曜日生まれです）。

1993 4月				
1	木			
2	金			
3	土			
4	日			
5	月			
6	火			
7	水			
8	木			
9	金			
10	土			
11	日			
12	月			
13	火			
14	水			
15	木			
16	金			
17	土			
18	日			
19	月			
20	火			
21	水			
22	木			
23	金			
24	土			
25	日			
26	月	肉体	感情	理性
27	火	18	24	12
28	水	19	25	13
29	木	20	26	14
30	金	21	27	15

1993 5月		肉体	感情	理性
1	土	22	28	16
2	日	23	1	17
3	月	1	2	18
4	火	2	3	19
5	水	3	4	20
6	木	4	5	21
7	金	5	6	22
8	土	6	7	23
9	日	7	8	24
10	月	8	9	25
11	火	9	10	26
12	水	10	11	27
13	木	11	12	28
14	金	12	13	29
15	土	13	14	30
16	日	14	15	31
17	月	15	16	32
18	火	16	17	33
19	水	17	18	1
20	木	18	19	2
21	金	19	20	3
22	土	20	21	4
23	日	21	22	5
24	月	22	23	6
25	火	23	24	7
26	水	1	25	8
27	木	2	26	9
28	金	3	27	10
29	土	4	28	11
30	日	5	1	12
31	月	6	2	13

計算が間違っていることもあるかもしれませんので、たとえば年が変わるときや、ごく重要な日に関しては、計算し直すといいでしょう。

身体器官の1日のリズム

夜の1時～3時の睡眠はなぜ大切なのでしょうか。

子供を寝かしつけるとき、19時前のほうがかんたんなのはなぜ？　13時～15時の間に居眠りすると、疲れがよくとれ、身体にいいのはどうしてでしょうか。

バイオリズム同様、身体器官もそれぞれ一定のリズムに従っており、1日24時間のあいだに高期と低期がそれぞれ1度ずつあります。次のページの表を見ればわかるように、この2つは連続しています。毎日2時間、それぞれの器官は集中的に働き、その後すぐに2時間ほど休んで回復します。

このリズムもまだあまり知られていません。けれども、これから先を読んでいただければわかるように、意識しているかどうかは別として、このリズムに合わせて暮らしている人は世界中にいるのです。

器官のリズムを習得すれば、月の位置とは関係なく、それらの機能をさらに高めること

●バイオリズムの高期と低期

器官	高期（活動期）	低期（休息期）
胃	7－9時	9－11時
脾臓と膵臓	9－11時	11－13時
心臓	11－13時	13－15時
小腸	13－15時	15－17時
膀胱	15－17時	17－19時
腎臓	17－19時	19－21時
血液循環	19－21時	21－23時
エネルギーの蓄積全般	21－23時	23－1時
胆のう	23－1時	1－3時
肝臓	1－3時	3－5時
肺	3－5時	5－7時
大腸	5－7時	7－9時

ができます（たとえば、薬剤の吸収や毒素の排出などにも）。

バイオリズム同様、誰でも知っている不思議な現象のいくつかは、器官のリズムを知れば納得がいきます。

また、13時～15時にかけて眠くなるのは、自然で健康的であるということを知っていれば、後ろめたい思いをせずにすみます。

●胃——7時～9時

胃は朝の7時から9時のあいだにフル回転で動き、エネルギー補充の準備を完了します。ですからこの間に朝食を取るのは、とてもいいことなのです。ところで、あなたの一日はどういうふうに始まりますか。コーヒー？　それとも、ハーブティーでしょうか。

食事のところで記したように、あなたが元気に明るくスタートできるかどうかを決める最大のものは、朝食に何を食べるかではなく、ベッドから出るときに何を思い、考えるかなのです。

●脾臓と膵臓——9時～11時

この間、脾臓と膵臓はフルパワーで働き、胃は休んでいます。したがって9時すぎにたっぷり朝食を取ると胃に負担がかかってしまいます。

膵臓は血糖値をコントロールします。この時間帯に甘いものをつまむと血糖値が上がり、膵臓はそれを下げようとして一生懸命働かなくてはなりません。甘いものや糖分の多いものは、せめてこの時間帯だけでも避けるようにしましょう。

何かに感染した場合、午前中のほうが早く治ります。これは、脾臓が白血球をどんどん生産するからです。脾臓が午前中にフル回転で働く結果、興味深い現象が起きています。ヨーロッパでは一般的に、血液検査は午前中に行われます。

検査を受ける人は、何も食べずにいなければならない場合が多いので、長時間空腹を我慢しなくてすむという点ではよいのですが、11時～13時（脾臓の低期）に検査すると、血液検査の結果がわずかに違ってくることがあります。血沈なども高くなります。

この違いは基本的には重大ではありませんが、病気によってはその後の治療法に大いに影響します。また重い病気の場合はやはりマイナスになります。

病院では、脾臓が高期にあることを無視して血液検査を行っています。ですから胃をからにしておく必要のない場合は、血液検査は午後に受けたほうがいいでしょう。

●心臓――11時～13時

この時間に、お腹《なか》いっぱいになるまで食べるのは避けましょう。心臓に負担がかかるからです。満腹感はふつう食後5分たって初めて生じるものです。急いで食べるのはよくありません。食後はできるだけゆっくり休むようにしたいものです。

●小腸――13時〜15時

誰でも、午後になると、突然眠くなって能率が落ちてしまった経験があると思います。たっぷり昼食を取ったあとは特に。心臓が休息するために血液循環が鈍るだけでなく、消化運動の中心となる小腸が、残りの身体器官に休むよう促すからです。それは自律神経系によってコントロールされます。これは、通常は意志とは無関係ですが、ストレスやいらいらによって妨害されたり、機能が停止したりすることがあります。

こうしてみると、南国のシエスタ（スペイン、ギリシャなどの長い昼休み）は、実に意義ある習慣だということがわかります。

きっかり定刻に始めて終える働き方が導入されたのは、ようやく今世紀になってからだということを、わたしたちは忘れています。せめてもう少し長く昼休みをとれば、世の中の病欠者や医療費をぐんと減らせることでしょう。

●膀胱――15時〜17時

膀胱は重要な解毒器官であり、15時〜17時のあいだには、特によく活動します。

晴れた日のこの時間帯に、オドリコソウを摘んで花瓶《かびん》にいけておけば、膀胱炎を予防するすばらしいお茶をつくることができます。この場合は天気を気にする必要はありません。満ちていく月のときの蠍座の日に摘み取れば（つまり5月以降）最高です。またこのあと19時までは腎臓の高期となるため、それまでに飲むとさらに効果的です。浄血用のお茶はみな、欠けていく月のとき、15時～19時に飲むと最大の効果を発揮します。

一般的にいっても、この4時間に水分を多く摂るのはよいことです。

●腎臓――17時～19時

腎臓は、このあいだにもっとも活発に機能します。解毒作業が潤滑であることが、どれほど大切かはもうおわかりでしょう。

たとえば、17時以降にマッサージを頼むとそれがよくわかります。腎臓にちょうど負担がかかっているのできわめて効果的なのです（ときには痛いときもありますが。これはよく効いている証拠です）。

19時以降は、できるだけ水分を摂らないようにしましょう。就寝前は特によくありません。なかでも就寝前のココアや牛乳は消化がよくないため、腎臓に負担をかけます。

寝る前のホットミルクは健康によいといわれていますが、実はプラスよりマイナスのほうが大きいのです。ですからその後よく眠れなかったり、いやな夢を見たりしても不思議はありません。牛乳は食べ物であって、飲み物ではありません！

●血液循環――19時～21時

幼い子供がいる人はおぼえがあると思いますが、夜19時前にベッドに入れると、すんなり寝つくことが多いのに、それを過ぎると、手に負えなくなることが少なくありません。けれども子供たちが抵抗するのも、理由のないことではありません。19時～21時のあいだは、血液の循環が一日中で一番活発になるからです。

それどころか、この時間になって初めてちゃんと目が覚める子もいます。幼児は別として、子供を無理やりベッドに入れないようにしましょう。

●エネルギーの蓄積全般――21時～23時

この2時間はエネルギーの蓄積が行われます。中国では、「3倍暖かい時間」と呼ばれています。ですからこの時間帯に、人より寒がったり、暖房した部屋でないと寝つけない人は要注意です。何らかの身体的あるいは肉体的なバランスが崩れている可能性があります。

この時間帯にエネルギッシュな人もたくさんいます。そういう人は、この頃になってやっと元気が出てきます。これは若い人たちに特によく見られます。

「もう寝ないと、明日の朝起きられないよ」という決まり文句を長年たたき込まれてこなかったら、年配の人たちも、この感覚を失わなかったかもしれません。

●胆のう――23時～1時

胆のうは23時～1時、肝臓は1時～3時にそれぞれもっともよく活動します。この時間帯にいつも目が覚めてしまう人は、胆のうと肝臓の機能をチェックするとよいでしょう。夜は脂っこい食事を避けましょう。脂肪分の多い夕食はこれらの器官に負担をかけ、機能を妨げてしまうからです。

胆のうが悪い人は、23時〜1時にかけて、温湿布をするとよいでしょう。それから温かいお茶をたっぷり飲みましょう。冷たいお茶は絶対にいけません。だいこんの汁も効果があります。

腸の負担を軽くしなければならないので、場合によっては浣腸《かんちょう》をして腸をからにし、身体を暖かく保ちましょう。胆のうや肝臓の調子がよくないときは、残業や夜更かしは身体に毒です。この器官のどちらも休めないからです。

●肝臓——1時〜3時

休息が肝臓によいとされ、睡眠療法さえあることは、肝臓が睡眠中にのみ回復できることを考えれば不思議ではありません。

したがって、夜中の1時〜3時のあいだには肝臓に負担をかけないようにします。肝臓を回復させるには、身体を芯《しん》まで暖めることが大切です。

ニコチンとアルコールは、夜1時〜早朝5時のあいだに、一番強く作用します。統計によれば、同じアルコール中毒でも、肝機能障害に苦しむ人は、女性より男性のほうがはるかに高い比率となっています。女性は、日中こっそり飲む人が多いからです。

●肺――3時～5時

登山家や旅行家は、「ぐっすり眠って」早朝5時に出発するより、3時に出発するほうが「はるかに元気が出る」ことを経験的に知っています。

肺が一番元気なのは、何と明け方3時～5時のあいだなのです。うまくスタートを切れば、5時以降も肺は元気に乗り切ります。

たばこを吸う人が、朝、咳をしたくなることがあるのは、肺が夜中のうちに仕事をすべて終え、よけいなものを外へ出そうとするせいです。

ちなみに、夜中にいつも同じ時刻に目が覚めてしまう人は、ちょうどその時間帯が高期にあたっている器官にトラブルがあるのかもしれません。

●大腸――5時～7時

食物は、小腸におよそ5～8時間、大腸には約15～20時間残ります。下痢をするのは、消化に問題があるからです。

いっぽう便秘は、大腸での水分の吸収時間が長すぎることを示しています。ちょうどこの時間帯、朝5時～7時に、なまぬるい水を一杯飲むか、ドライフルーツをつまむと効き目があります。

ところで、時差のある場所へ旅行するとき（いわゆる時差ボケ）はどうなるのか、と思う人もいるでしょう。周知のように、これは元に戻るまでに何日もかかります。

残念ながら万人にあてはまる方法はありません。旅行好きな人や飛行機によく乗る人たちは、それぞれ独自の方法を考えだして克服しています。とはいっても、精神的なものも関係しているのは確かです。

たとえば、旅先の便秘は、慣れるまでは外国や見知らぬ土地では「何も出したくない」という用心深さからきていることも多いのです。いっぽう、どんな遠くへ旅してもあまり影響を受けない人は、どこでもリラックスできるという技を身につけているのでしょう。

こういうラッキーな人は、身体のリズムの切り替えも早いに違いありません。

彼らはその一生を通じて、小さな荷物で身軽に旅しているのです――肉体的にも、精神的にも。

第7章

場所——西洋の風水

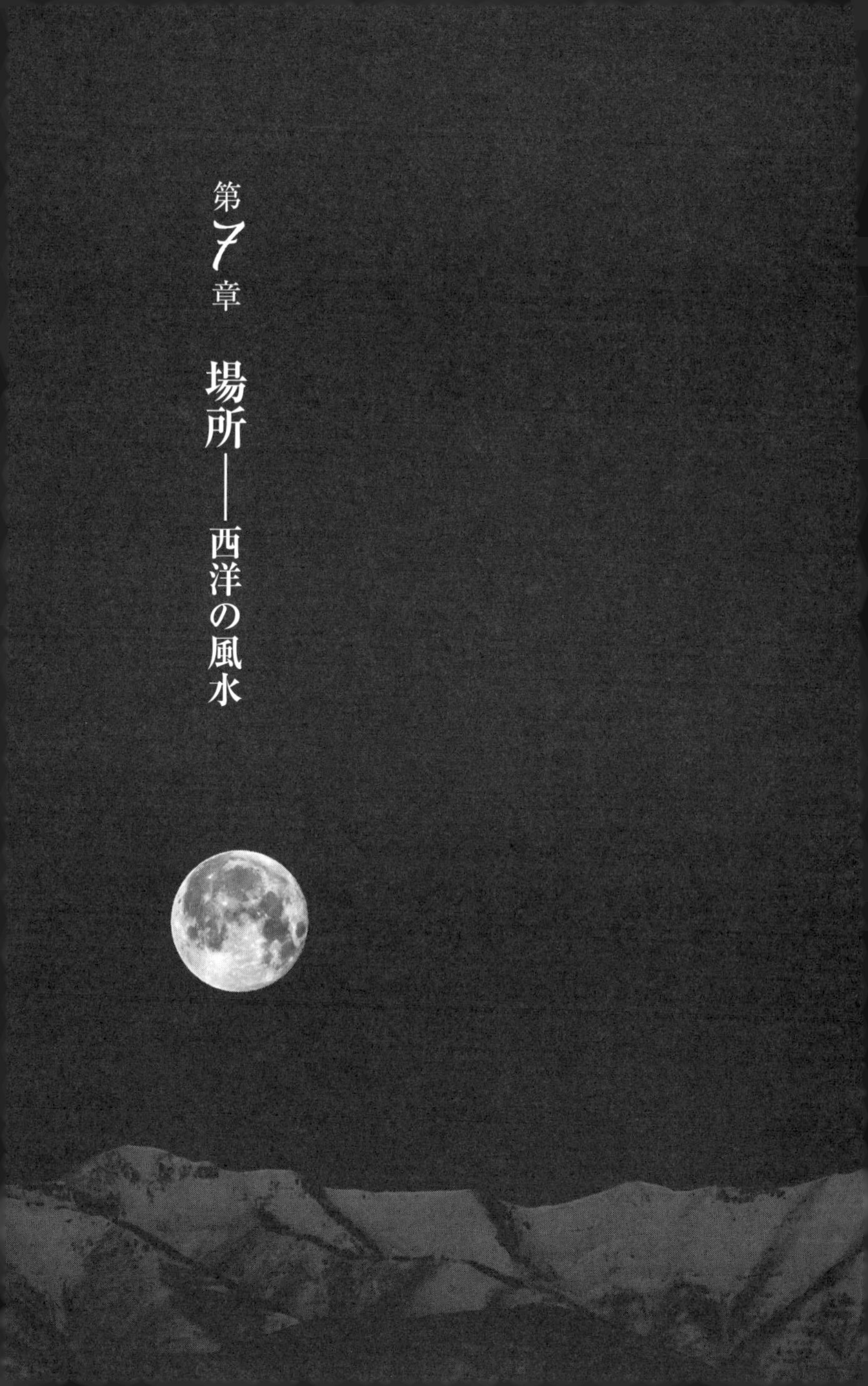

これまでは、月のリズムや、バイオリズムなどによるさまざまな影響について見てきましたが、それ以外にもわたしたちに影響を及ぼす事柄はいくつかあります。

たとえば「場所」がそうです。いたるところに、人間にとって「よい場所」と「よくない場所」があります。その場所に何があるかは関係ありません。

「よくない場所」に長くいると、自然治癒力や免疫力が弱まったりすることが多く、ときには病気になることさえあります。でも、それを避けることはできるのです。

例をひとつ。ある人が家を建てるとします。そしてこの家は、生物学的にも自然の理にもかなっているとします。ところが、もしこの人が、この家の中の「よくない場所」で寝たとすると、すべての努力が水の泡となります。不眠をはじめ、頻繁に起きる偏頭痛、果ては自殺すら招きかねないのです。これはなぜなのでしょう。

この質問に答える前に、少しばかりお話ししたいことがあります。

龍《りゅう》を操る人の仕事

何千年も昔のこと。それまでの遊牧生活をやめて定住するようになったとき、わたしたちの祖先は、非常に特殊な困難に直面することになりました。

家畜の世話や種まき、手入れ、収穫、貯蔵という問題と並行して、自分たちにとっても「よい場所」「よくない場所」があることを発見したのです。

世界のさまざまな地域、なかでも古代中国では、「正しい時期に、正しい場所にいる技術」が時代とともに発展しました。

今から約4000年も昔、禹《う》皇帝は大地からの「放射」調査をし、書物に著しました（水脈や鉱脈の「探知者」として、彼が棒を持っている絵が残っています）。

これは中国で「風水」（地気、地勢、陰陽五行、方位などを考え合わせて、都城・住宅・墳墓の地を定める術）と名づけられ、この技術の達人は「龍を操る人」と呼ばれました。

名称は国によってさまざまですが、要するに、自然におけるエネルギーの流れを敏感に知覚すること、網の目のように地球に分布し、貫いているエネルギーの道筋を探しだす人を指しています。

彼らの仕事は、人間が心身ともに強くなれる場所を探すことでした。

あるところに気ままに住み着くことは、「100年前から、このあたりでは春になると必ず河が氾濫《はんらん》しているが、ここに家を建てよう。たぶん今年は雨があまり降らないだろうから」というのと同じように愚かなことだったのです。

中国人は、人間にとって好ましいプラスのエネルギーの流れを「青い龍」、マイナスのエネルギーを「白い虎《とら》」と呼んでいました。

目には見えませんが、これは世界中に流れています。それは、強くなったり交差したりし、動・植物や人間など、そこにいる生きものと相互に作用しあい、わたしたちの健康に影響を及ぼします。

今ではすっかり忘れられていますが、世界中いたるところで、そういう探知者が水脈を探し当てたり、場所の善し悪《あ》しを調べていたのです。

ヨーロッパでも、第二次世界大戦までは家を建てる前には、少なくとも田舎では、建てる場所をはじめ、寝る場所、働く場所、家畜小屋の位置などについて、探知者が調べることが珍しくありませんでした。

放射する世界

探知者と呼ばれる人々は、何をもとにして、「よい場所」「よくない場所」を探すのでしょうか。

ひと言でいえば、一種のエネルギーによってです。けれどもその大部分は、科学的にはまだほとんど証明されていません。そのため、この不思議な力を言い表そうとすると、さしあたり「放射」とか「地球放射」といった一般概念で表すよりほかないのです。

しかし、なぜ「放射」なのでしょうか。

今日、近代物理学により、宇宙全体、つまり、あらゆる物体が放射することはわかっています。また、その作用はそれが変換したり分解するときに特に強くなることも。

このことは、星、太陽、石、生きものなど、あらゆるものにいえます。

鉱物は「強固」な放射、植物は日光が変換された放射、草食動物は2度変換された光放射、わたしたち人間はこれらの変換された放射や光から栄養をとり、自らも熱（赤外線）、思考波、静電気、磁気等を放射しています。

現在、地球のいたるところに数多くの自然の放射源があることがわかっています。そこからは熱、光線、中性子、陽子、X線などが送り出され、程度の差こそあれ、たえずわたしたちに強い影響を与えているのです。

自然放射に加え、わずかこの数十年間でわたしたちは地上の放射量を驚くほど高めました。原爆実験、電気器具、テレビ、無線波、電波、マイクロ波、衛星、高圧線など――。

これらの放射には、治癒力があるもの、人間によくも悪くもないもの、はたまた有害で死を引き起こすものなど、さまざまなものがあります。

たとえば白熱電球は、光と熱を「放射」しています。またわたしたち人間も「放射」しています――熱、温かさ、冷たさ、冷静さ、魅力などです。

コンセント、テレビ、石英《せきえい》（水晶など）、携帯電話、ラジオつき目覚まし時計、蛍光灯、アクリルのセーター、プラスチックの積み木、再生紙、高圧線送電塔。これらのすべてが放射し、世界に何らかの影響を及ぼしています。この影響はすぐに現れることもありますが、たいていは、しばらく時間がたってからで、ときには何十年も後のこともあります。

よく考えてみてください。今日の科学でわかっているのは、この信じがたい数々の放射のうちのほんの一握りにすぎません。そしてそのうち、人体への「生物学的影響」がわかっているのはさらにその一部なのです。

地球放射であれ、思考波、中性子の放射、その他の放射であれ、未知の強力な放射の影響に関しては学界でも話題にはなりません。「――（まだ）測ることのできないものは、存在しない。そして、どうやって測るかは我々が決定するのだ」というモットーに従って。

人は昔から、火や暖炉が「放射」することを知っていて、それを利用してきました。

高圧線が放射することはわかっているのに、そのすぐそばで暮らすと免疫システムが弱くなって、健康がむしばまれることは、いまだにはっきりとは認められていません。けれどもそれは、電線の下で横に傾いたぶどうの木がはっきりと証明しています。

携帯電話が電磁波を放射することは知られていても、それが「長い目でみると」身体にどう影響するのかはまだわかっていません。

現在、実験用のうさぎを大量に使って研究されてはいますが、結果が出るのはまだ先のことです。その結果は莫大な補償金の支払いではなく、「新発売！　電磁波が少ない携帯電話！」などと宣伝文句が並べられておしまいであることはまず間違いありません。

地球放射は、目に見えないため、従来の方法では測量不可能です。ですからその存在や影響は、昔も今も、経験によって確認するしかないのです。

わたしたち人間だけが、寝る場所や働く場所の質を「正確に」決定できるのです。最終的に頼りになるのは、人間の内なる感覚のみではないか――わたしたちは、そう考えています。地球放射に関する知識も、月のリズムやバイオリズムなど、この本で扱っているテーマと同様、新しいものではありません。それは細々ながら今日まで息づいており、探知者もまだいるのです。

正しい場所を探す達人

それでは探知者とはどんな人で、現代ではどのような活動をしているのでしょうか。

成長するにつれて、ある種の人々は場所の善し悪しをじかに感じ取る能力が備わります。

年をとってから自分の能力に気づく人もいます。ただ、誰もがこの才能を持っているわけではありません。誰もが才能あるピアニストに生まれつくわけではないのと同じです。

家の中のよい場所を探し当てるとき、探知者は、人物と個々の場所の放射環境を感覚的に関係づけます。この場合、放射が何に起因するかとか、それが人工的なものか自然のものかということは関係ありません。

探知者の多くは、現在もっぱら泉や水脈を探しあてることに専念しています。これは、昔、教会や政府がこの手の人々とその高度に発達した能力に対して不審の眼《め》を向け、迫害さえしたことからきているのかもしれません（にもかかわらず、禁止したあとも、長い間教会や役所の建物の放射を探知させていたのです）。

今日、水脈探知者が正確に探知する確率は85パーセント。一方、先進国の企業が最新の科学的探知方法を使って試みた場合は、せいぜい20パーセントにとどまっています。

室内の探知ということになると一概にはいえません。たとえば、すでに探知された建物に引っ越しても調査が必要になるからです。というのも、放射環境は人それぞれだからです。

また、近くに地下の車庫を掘るというようなことがおきると、それまでのよい場所が突然よくない場所に変化する場合があるだけでなく、その逆もまたありえます。

探知者も普通の人と同じくさまざまですが、多くは、決まった道具を使います。枝、振り子、金属棒など。なかには、わたしたちの先祖がすでにやっていたように、動・植物界に注目する人もいます。

動物や植物の世界には、いわゆる「放射好き」、つまり人間にとってはよくない場所で栄える動・植物と、人間にとってよくない場所を同じように居心地悪く感じる「放射嫌い」のものがいるからです。

野外では、植物は自分に好都合な場所にしか根を下ろしません。庭の「放射嫌い」たちはりんご、なし、スグリ、ライラックなど。森では菩提樹《ぼだいじゅ》などです（雷は、放射の交差地点と妨害地帯にだけ落ちます。だから嵐のときはこれらの木の下に避難するとよいと昔からいわれているのです）。室内では、ベゴニア、アザレア（ツツジ）などが放射嫌いに数えられます。反対に植物界の「放射好き」は、桜、スモモ、桃、キヅタ、ヤドリギなどです（それもあって、ヤドリギの調剤は癌《がん》に効くのでしょう）。

森では、オーク、トウヒ、モミ、カラマツが、放射好きに数えられます。これらの木は水脈の上で成長します。そのためによく雷が落ちるのです。

「よくない場所」に植えられた植物は、傾いたり、その場から離れるような形で成長したり、あまり育たなかったり、病気になったり、枯れたりします。

多くの動物は、場所の質を教えてくれる優れた信号の役を果たします。コウノトリやツバメは、幸せを運んでくると広く信じられていますが、それはきっと、この鳥たちが人間にとって「よい場所」にしか巣を作らないせいでしょう。

改良されすぎていない犬や鳥、馬、牛、豚、羊は放射嫌いの部類に入ります。犬が座るところは、人間にとってもよい場所です。

昔は家を建てるとき、羊を土地に放して観察しました。羊の群れが寝る場所は、家を建てるのによい場所とされていたのです。

動物は野外でつねに自分に最適の場所を探します。とはいえ、家畜小屋ではそうはいきません。放射嫌いの動物には、「よくない場所」にむりやり入れると子供を産まなくなったり病気になるものもいます。これは多くの農場主が知るところです。

一方、猫、昆虫、バクテリア、内臓の寄生虫は放射好きで、人間にとってよくない場所を好みます。アリやミツバチは、必ず2つの放射が交差する地点、つまり人間にとって非常によくない場所に巣を作ります。

猫も似たような場所、少なくとも人間にとってよくない放射が強いところに横たわります。また人間に有害な放射を取り入れて再び外へ出す力がありますが、自由に走り回れない猫はこれができません。そのため、しばらくすると様子がおかしくなることがあります。

満ちていく月のときは地球放射が増え、満月で最高点に達するため、満月のときに猫を家に閉じこめるのはよくありません（夢遊病はたいてい満月のときに起こります。放射が増加するので、寝ている人がベッドから駆り出されるのです）。

「よくない場所」

探知者を「放射を感知する」人と表現するのは必ずしも正しくありません。なぜなら、人は誰でも、あらゆる種類の放射に敏感、つまり放射を感知できるからです。

有害な放射にさらされていたり、規則的にあるいは長時間にわたってよくない場所で寝たり仕事をしていると、わたしたちの誰もが遅かれ早かれそれを感じるようになります。強い太陽光線の影響はすでにご存じでしょう。

現代では、身体に障害や病気があっても、寝たり働いたりする場所がよくないせいではないかと考える人は、めったにいなくなってしまいました。

子供のいる人は経験済みだと思いますが、赤ちゃんによっては、ベッドの中で向きを変えたり転がったりし、よく泣き、朝、ベッドのすみに寝ていたりします。幼児、また小学生くらいの子でも、これといった原因がないのに、ベッドから落ちてそのままそこで寝たり、両親やきょうだいのベッドにもぐりこんだりすることがあります。

進級して、今までとは違う教室になった小学生が、眠くなったり、神経質になったり、理由もないのに成績が落ちたりすることもあります。親がお金をかけて子供部屋に立派な机をそろえても、宿題をやりにキッチンへ行くようになる子もいます。これらのどのケースでも、原因を究明したかったら、まず、その子が寝ている場所や、長時間座っている場所を変えてみるようおすすめします。

大人の世界でも、説明のつかないような事柄がしょっちゅう見られます。主婦の中には、調理台に斜めに向かったり、ずいぶん身体を離して立つ人がいます。また、居間に何とはなしに誰も座らない椅子《いす》があったり、ある場所にいると決まって疲れやすかったり、落ち着きをなくすなどということも。

また、人を雇ってもいつかないとか、主人が若くして死んでしまうとか、家畜がしょっちゅう病気にかかったりする農家があることも、昔はよく知られていたものです。

医師や看護師をはじめ、病人を介護する人たちのなかには知っている人も多いのですが、患者がよく合併症を引き起こすベッド、回復が遅れるベッドというものがあるのです。

今あげたほとんどのケースにおいて、よくない場所が誘因となっているのは確かです。

自分や子供に、次に記すような症状が見られたら、よくない場所で寝たり働いたりしているのではないかと疑ってみてください。

ぐっすり眠れず、身体が休まらない、朝、調子が出るまで時間がかかる、集中力がないことがよくある、慢性的な疲労、頭や心臓に圧迫感がある、頭や腰がしょっちゅう痛む、脊《せき》柱《ちゅう》のトラブルがよく起こる、落ち込む、など。

よくない場所に習慣的に長く座ったり寝たりすることは、人間の免疫システムを低下させ、数々の障害や病気のもとになります。これが治りにくい慢性的な病気や頭痛、偏頭痛などの一因かもしれません。

よくない場所に対する反応は人それぞれです。免疫力があると、よくない場所にあるベッドで何年間寝ていても、1度も深刻な病気にならないこともありますし、一方、よくない場所にたった数分座っただけで落ち着かず、いらいらする人もいます。

そうかと思うと、慣れ切ってしまったために、中毒患者のように、ほとんど磁石のようにそこに吸い寄せられる人さえいるのです。

また、次のようなケースも「よくない場所」が関係していると思われます。

●子供の突然死

2歳くらいまでの子供を襲う突然死は、科学的にはいまだまったくの謎《なぞ》です。これまでに確認されている唯一の共通点は、どの場合にも、死亡の前にひどく汗をかくということです。突然死の起こった場所には、もう別の子供を寝かせてはいけません。

●不妊

不妊は、寝ている場所がよくないことが少なくありません。よく休暇中に予期せぬ妊娠をするのはこのためです。けれどもこの場合は家に戻ると流産することがあります。不妊の女性に休暇旅行をすすめる医師が多いのは、このことを経験上よく知っているからです。

●癌

わたしたちの知り合いのある医師は（彼は探知者でもあるのですが）、十数年にわたる調査と数々の治療に成功したのち、次のような結論に達しました。

つまり、ほとんどの場合、癌はさまざまな要素が相互作用した結果であるということです。その原因の組み合わせは実にさまざまです。

アスベストに始まり、自転車から落ちたというようなちょっとした衝撃、バイオプシー（生体組織採取検査）、適切でない時期にした医学的な処置、過度の日光、ショックな出来事（ときには、はるか昔にさかのぼることもある）まで。

一連の有害作用が極限にまで達すると、たいていごくささいなきっかけで癌細胞の成長が始まります。その際、強い誘因となって甚だしい影響を与えるのがすべての「放射」だというのです。人工的に生産される放射のほかに、ここでは地球放射が決定的な役割を担っています。

「嚢胞《のうほう》であろうと腫瘍であろうと癌であろうと、人間の体内のあらゆる病的な増殖には、免疫力を低下させる有害な放射がかかわっており、そのなかには大地の放射も含まれる。免疫力が弱まれば障害や病気を引き起こしやすいのはもちろんだが、有害な放射がない場合には、このような病的な増殖にはつながらない」

彼によればこうなります。

医師である彼の見解と経験によれば、今日、一般的な癌の治療法である化学療法と放射線療法は、わずかの例外をのぞき、患者を少しずつむしばんでいくことにほかなりません。医療にたずさわる他の多くの人たちとともに、わたしたち著者も同じ意見です。

１９９３年、ドイツでこの「治療法」をあくまでも患者に施そうとして、医師たちが訴えを起こしました。ある夫婦が白血病の娘に「科学的に承認された」拷問《ごうもん》のようなこの治療法を引き続き受けさせることを拒否したからです。癌の専門医たちはこれを続けるべきだとして、裁判でこの夫婦の保護権を奪おうとしたのです。

１００年前、医師たちは、出産の際に消毒済みの手袋をつけることに抵抗しました。もし、彼らが、裁判に勝ち、正しいといわれていたらと想像してみてください。

幸いにも今日では、研究者や医師たちのなかに勇気ある人々がいて、この「神聖な領域」

でも長い間承認されてきた愚行を暴き、新しい道を示そうとしています。

癌患者の増加と放射量の関連について疑う人は、ここ40年のあいだに双方が急増していることを考えてみてください。

さて、ここでわたしたちが経験したことをお話ししましょう。

これまで、数多くの医師が、先ほど記したわたしたちの知り合いの医師を訪れ、自分や子供を治療してもらっただけでなく、探知者でもある彼によくない場所や住んでいる場所の放射を調べてもらいました。できるだけ顔を見られないよう、訪問は夜と決まっていました。そのくせ誰一人として、これを自分の患者には施そうとしなかったのです。

癌の専門医は、自分はもちろん、家族にも化学療法や放射線療法を受けさせようとしません。医師たちは知っているのです。癌に放射線をあてることは、小難を除こうとして大難を招く以外の何ものでもないということを。

また、化学療法の副作用は多くの場合、弱った身体にいっそう負担をかけるだけだということも。なかでも一番重要なのは、害が少ないことにされている「副作用」は、多くの場合、自然治癒力の破壊、ひいては肺炎や心臓衰弱など、直接の死因となることが多いということです。さらに、癌によっては、検診やバイオプシー（生体組織診断）で初めて引き起こされるものがあることも。バイオプシーは外科手術なのです！　ですから月が蟹座にあるときは、胸（肺）のバイオプシーは避けてください。

さらに、器官の検査やバイオプシーも、欠けていく月のときに行うこと。

けれども、わたしたちは何も、よくない場所で眠ったり仕事をしたりすると癌になるなどといっているのではありません。繰り返しますが、発病に至るには数々の要因が相互に絡み合わなければならないからです。

「よい場所」を探すには

ではよい場所を探すにはどうしたらよいでしょうか。また、身体から放射を取り除くにはどうすればよいのでしょうか。残念ながらこれという対策はありませんが、まずは次にあげることを試してみてください。

●場所を変える

ここまで読んできて、寝る場所や仕事する場所がよくないのではという疑念がわいたなら、とにかく机やベッドをずらして家具の位置を変えてみましょう。元の場所から1～2メートル離すだけでも、効果があるかどうかはっきりわかります。

場所を変えた後は、最低でも2週間は様子を見てください。

よい場所に変わっても、よく眠れなかったり神経質になるなどというマイナスの現象が見られることがあるからです（これは自然薬剤を服用すると、いったん調子が悪くなるのと似ています）。

もちろんこの方法は基本的に試行錯誤ですから、少々時間がかかるかもしれません。しかし、探知者に見てもらえない場合はこれがベストです。

また、家に犬や猫がいれば、ペットの観察によって役に立つ情報を得られます。

●猫

猫はベッドに入れないほうがいいでしょう。けれども夜、猫をベッドに入れるのが習慣になっているからといって、必ずしも悪いとはいえません。猫はわたしたち人間が放出するよくない放射を吸収してもくれるからです（病気のときや拒否的な態度など）。

猫が膝やベッドにちょっとだけ来て、あなたの身体をどこか一カ所こすって（肩など）から、またどこかへ行ってしまったなら、猫はそこのよくない放射を吸収したのです。その部分が弱っているとか、病気である可能性があります。

ですから猫は、よくない場所を見分けるうえで役に立ちます。猫が長くとどまりたがらないような場所は、人間にはよい場所なのです。ベッドや仕事場は、猫に「判定」してもらうことができます。始終仕事場の机や椅子から猫を追い払わなければならないようなら、机や椅子の位置を移したほうがいいでしょう。反対に、いくら連れてきても猫がすぐにいなくなるようなら、そこは基本的によい場所といえます。

●犬

反対に、犬は放射嫌いです。犬が座りたがるところは、たいてい人間にもよい場所です。ですから、犬がときどきあなたのお気にいりの椅子に座っていても驚かないように。あなたの好きなところは犬も好きなのです。

とはいっても、品種改良が行き過ぎてしまった種類は、猫でも犬でも生まれつきの感覚が失われています。また、よくなついている場合は、主人のそばにくっついていたいために自分にとってはよくない場所でも座っていることがあります。自分のルームメイトをよく観察してみてください。

●その他の注意と除去法

電気器具、テレビの画面、ラジオつき目覚まし時計（ベッドのそばの）などは、スイッチが入っているかどうかに関係なく人間に有害な放射を与え、よくない場所を形成します。テレビはスイッチの入った状態では、約4~7メートル切った状態でもなんと2メートルも放射します。対策としては、電源からコンセントを抜いておくことです。床暖房も、床の建材が人工素材のときはマイナスです。

物体の多くは、横と上2メートルの範囲内でマイナスの放射をするのがふつうです。ですから、念のため、ベッドの下には物を置かないようにしましょう（アクリル繊維の服、おもちゃ、プラスチック製品など）。

また、鏡には強力な放射作用があるので、寝室におくのは避けましょう。

●寝るときの正しい方向

頭が北で足が南、もしくは頭が西で足が東。頭を北の方向にして寝ると、北の壁から電圧も電気も伝わってきません。

川が50メートル以内のところにあるときは、水の流れる方向を横切るような形で寝てください。川の流れと同じ方向に寝ると、朝はぐったりして精根尽き果てています。また逆向きに寝ると、頭が重かったり痛かったりすることがあります。それはエネルギーがあまりにも強く押し寄せるためです。その結果、血圧が高くなることもあります。

マットレスの素材として健康的なものをよい順に挙げます。わら、天然ラテックス（ゴムの原料となる樹液）、羊毛、馬の毛、人工ラテックス。

●放射を取り除くには

強い磁石が金属の物体を引き付けるように、すべての放射は物や生きものに「蓄電」します。また、放射が止《や》んだからといって、それがすぐに取り除かれるわけではありません。

そのため、場所の移動に成功しても、何年にもわたって吸収された放射の場合はすぐに身体から取り除かれることはありません。そのうえ、わたしたちはこの人工的な環境の中で、毎日数えきれないほどよくない放射を浴びた結果、つねに蓄電された状態にあります。デパートで、パソコンを使う仕事場で、化学繊維のじゅうたんの上で、電気器具や配線のそばで。また、自分や他人の不愉快な感情、その他いろいろによって。

蓄電を予防し、放射を取り除く重要な方法を２つ紹介しましょう。

１、水を使って

石けんを使わず、必ず水で、手を指先から肘《ひじ》まで頻繁に洗います。放射の多くは、肩や腕、手のひらに留まっています（手の甲の静脈がひどく膨らんだりして見た目にわかることもあります）。これらの部分の感覚が、ちくちくする、ひりひりする、重い感じがするなど不快信号を出すときは、その感じがおさまるまで両手に冷たい水をかけましょう。

特に子供は寝る前に手から腕、特に肘にさっと水を流すことが肝心です。これで不眠や悪夢はぐっと少なくなります。全部とはいわないまでも、一日分の蓄電がとれるからです。

水のシャワーを浴びると、リラックスして生き返ったように感じる人は多いのですが、それは何といってもこうするとよく放射がとれるからです。この効果は浴槽にためた水には望めません。石けんを使わずに、何度でもシャワーをあびましょう。

万一、水のシャワーが苦手なら、せめて最後だけは水を使ってください。

男女を問わず、髪の長い人には興味深い話があります。長い髪は1日に大変多くの放射を取り込みます。整髪料やジェルなど、合成物質を使えばなおさらです。もししょっちゅう頭痛や偏頭痛に苦しむようなら、一度髪を短くしてみましょう。髪に残るタイプの整髪料はすべてやめて、朝晩頭に水をかけます（また、天然の毛でできたブラシもよく放射をとってくれます）。

2、外での運動

子供は大人より放射を受けやすいのですが、外で友達と遊んでいるときに知らずに取り除いています。

楽しいことを考えながら外で仕事をしたり、散歩するのも（特に木のそばを）、効果的な方法です。川のそばを歩くのもいいでしょう。水際に座ったり、流れを横切る姿勢で過ごしてみるのも素晴らしいと思います。

ちなみに、観葉植物のなかには放射をとる効果があるものがあります。シダやサボテンなどです。必要を感じたら、日に何度でも自分の手をそれにかざします。水やりはもっぱら水の日（蟹座、蠍座、魚座）だけにしましょう（するとこの〝治療〟によく耐えてくれます）。

そうしているうちに、放射を取り込むうえで、気の持ち方がいかに大きな役割を果たしているかについて、びっくりするような経験をするかもしれません。気を遣う電話の応対のあとなどに、手の甲の血管が膨れたら、あなた、あるいは電話の相手の気持ちからくる放射の結果かもしれません。感じやすい子供が爪を噛むのは、はけ口のない内的緊張から生じた手の放射をそうやって歯に移そうとしているからです。

次のことをよく心に留めてください。

気持ち次第で病気になることがあるなら、またそれによって健康にもなれるはずです。いいかえれば、精神的な原因で放射や蓄電が起こるなら、気の持ちようでそれを取り除くこともできるということなのです。

この本を読んで、「月の癒《いや》し」を始められる方へ

1、自然に穏やかに効く治療法というものは、いわゆる「ぶり返し」をもたらすことが珍しくありません。自然治療を施したあと、短期間具合が悪くなったり、痛みが強まったりするのです。

たとえば、マッサージなど。けれどもこれは、身体が反応しており、治療が効き、かつ長続きするというサインなのです。

2、月の星座の移り変わりは穏やかに進行します。たとえば、牡羊座の終わりには、すでに次の星座、牡牛座の力が感じられます。しかも牡牛座の最初の数時間は牡羊座のエネルギーがいくらか後をひきます。

つまり、前の星座は、しばらくは後の星座に影響を及ぼしていること、そしてときどきその2つが混ざり合うのです。間違った月のカレンダーでも役に立つことがあるのは、ひょっとするとこのあたりにその理由があるのかもしれません。

いたるところで、わたしたちは人生とは不安そのものといった人に出会います。ひょっとするとそういう人たちは、心臓や血液の循環に負担をかけるのをおそれて、獅子座の日には家から出ようとしないかもしれません。そして「おかげで守らなければならないことがまたまた増えてしまった！」と思うかもしれません。そうだとしたら、その人はわたしたち（著者）のいわんとするところを理解しなかったことになります。

わたしたちは、読者のみなさんが自分の責任において本書を活用してくださるにちがいないと信じています。

これを読んでどうするか決めるのはあなた自身です。

それをどうぞ忘れないでください。

10月	11月	12月
1（火）♏	1（金）♑	1（日）♒
2（水）♐	2（土）♒ ◐	2（月）♓ ◐
3（木）♐	3（日）♒	3（火）♓
4（金）♑ ◐	4（月）♒	4（水）♈
5（土）♑	5（火）♓	5（木）♈
6（日）♒	6（水）♓	6（金）♉
7（月）♒	7（木）♈	7（土）♉
8（火）♓	8（金）♈	8（日）♉
9（水）♓	9（土）♉	9（月）♊
10（木）♓	10（日）♉ ○	10（火）♊ ○
11（金）♈ ○	11（月）♉	11（水）♊
12（土）♈	12（火）♊	12（木）♋
13（日）♉	13（水）♊	13（金）♋
14（月）♉	14（木）♋	14（土）♌
15（火）♊	15（金）♋	15（日）♌
16（水）♊	16（土）♋	16（月）♍
17（木）♊	17（日）♌	17（火）♍
18（金）♋	18（月）♌ ◑	18（水）♍ ◑
19（土）♋ ◑	19（火）♍	19（木）♎
20（日）♌	20（水）♍	20（金）♎
21（月）♌	21（木）♎	21（土）♏
22（火）♌	22（金）♎	22（日）♏
23（水）♍	23（土）♎	23（月）♐
24（木）♍	24（日）♏	24（火）♐
25（金）♎	25（月）♏ ●	25（水）♑ ●
26（土）♎	26（火）♐	26（木）♑
27（日）♏ ●	27（水）♐	27（金）♒
28（月）♏	28（木）♑	28（土）♒
29（火）♐	29（金）♑	29（日）♓
30（水）♐	30（土）♒	30（月）♓
31（木）♑		31（火）♈ ◐

♈ 牡羊座　♉ 牡牛座　♊ 双子座　♋ 蟹座　♌ 獅子座　♍ 乙女座　♎ 天秤座　♏ 蠍座
♐ 射手座　♑ 山羊座　♒ 水瓶座　♓ 魚座

2030

7月	8月	9月
1（月）●	1（木）	1（日）
2（火）	2（金）	2（月）
3（水）	3（土）	3（火）
4（木）	4（日）	4（水）
5（金）	5（月）	5（木）◐
6（土）	6（火）	6（金）
7（日）	7（水）◐	7（土）
8（月）◐	8（木）	8（日）
9（火）	9（金）	9（月）
10（水）	10（土）	10（火）
11（木）	11（日）	11（水）
12（金）	12（月）	12（木）○
13（土）	13（火）○	13（金）
14（日）	14（水）	14（土）
15（月）○	15（木）	15（日）
16（火）	16（金）	16（月）
17（水）	17（土）	17（火）
18（木）	18（日）	18（水）
19（金）	19（月）	19（木）
20（土）	20（火）	20（金）◑
21（日）	21（水）◑	21（土）
22（月）◑	22（木）	22（日）
23（火）	23（金）	23（月）
24（水）	24（土）	24（火）
25（木）	25（日）	25（水）
26（金）	26（月）	26（木）
27（土）	27（火）	27（金）●
28（日）	28（水）	28（土）
29（月）	29（木）●	29（日）
30（火）●	30（金）	30（月）
31（水）	31（土）	

○満月　◑欠けていく月（下弦）　●新月　◐満ちていく月（上弦）

4月	5月	6月
1（月）♓	1（水）♈	1（土）♊ ●
2（火）♈	2（木）♉ ●	2（日）♊
3（水）♈ ●	3（金）♉	3（月）♋
4（木）♈	4（土）♉	4（火）♋
5（金）♉	5（日）♊	5（水）♋
6（土）♉	6（月）♊	6（木）♌
7（日）♊	7（火）♋	7（金）♌
8（月）♊	8（水）♋	8（土）♍
9（火）♊	9（木）♋	9（日）♍ ◐
10（水）♋	10（金）♌	10（月）♍
11（木）♋ ◐	11（土）♌ ◐	11（火）♎
12（金）♌	12（日）♍	12（水）♎
13（土）♌	13（月）♍	13（木）♏
14（日）♌	14（火）♎	14（金）♏
15（月）♍	15（水）♎	15（土）♐
16（火）♍	16（木）♏	16（日）♐ ○
17（水）♎	17（金）♏ ○	17（月）♑
18（木）♎ ○	18（土）♐	18（火）♑
19（金）♏	19（日）♐	19（水）♒
20（土）♏	20（月）♑	20（木）♒
21（日）♐	21（火）♑	21（金）♓
22（月）♐	22（水）♒	22（土）♓
23（火）♑	23（木）♒	23（日）♈ ◑
24（水）♑	24（金）♒ ◑	24（月）♈
25（木）♒ ◑	25（土）♓	25（火）♈
26（金）♒	26（日）♓	26（水）♉
27（土）♓	27（月）♈	27（木）♉
28（日）♓	28（火）♈	28（金）♊
29（月）♓	29（水）♉	29（土）♊
30（火）♈	30（木）♉	30（日）♊
	31（金）♉	

♈ 牡羊座　♉ 牡牛座　♊ 双子座　♋ 蟹座　♌ 獅子座　♍ 乙女座　♎ 天秤座　♏ 蠍座
♐ 射手座　♑ 山羊座　♒ 水瓶座　♓ 魚座

2030

1月	2月	3月
1（火）♏	1（金）♑	1（金）♒
2（水）♐	2（土）♒	2（土）♒
3（木）♐	3（日）♒ ●	3（日）♒
4（金）♑ ●	4（月）♓	4（月）♓ ●
5（土）♑	5（火）♓	5（火）♓
6（日）♒	6（水）♓	6（水）♈
7（月）♒	7（木）♈	7（木）♈
8（火）♓	8（金）♈	8（金）♈
9（水）♓	9（土）♉	9（土）♉
10（木）♈	10（日）♉ ◐	10（日）♉
11（金）♈ ◐	11（月）♉	11（月）♊
12（土）♈	12（火）♊	12（火）♊ ◐
13（日）♉	13（水）♊	13（水）♊
14（月）♉	14（木）♋	14（木）♋
15（火）♊	15（金）♋	15（金）♋
16（水）♊	16（土）♋	16（土）♌
17（木）♊	17（日）♌	17（日）♌
18（金）♋	18（月）♌ ○	18（月）♍
19（土）♋	19（火）♍	19（火）♍
20（日）♌ ○	20（水）♍	20（水）♎ ○
21（月）♌	21（木）♎	21（木）♎
22（火）♍	22（金）♎	22（金）♏
23（水）♍	23（土）♏	23（土）♏
24（木）♍	24（日）♏	24（日）♐
25（金）♎	25（月）♐ ◑	25（月）♐
26（土）♎	26（火）♐	26（火）♐ ◑
27（日）♏ ◑	27（水）♑	27（水）♑
28（月）♏	28（木）♑	28（木）♑
29（火）♐		29（金）♒
30（水）♐		30（土）♒
31（木）♑		31（日）♓

○満月　◑欠けていく月（下弦）　●新月　◐満ちていく月（上弦）

10月	11月	12月
1（月）蟹座 ◑	1（木）獅子座	1（土）天秤座
2（火）蟹座	2（金）乙女座	2（日）天秤座
3（水）獅子座	3（土）乙女座	3（月）蠍座
4（木）獅子座	4（日）天秤座	4（火）蠍座
5（金）乙女座	5（月）天秤座	5（水）射手座 ●
6（土）乙女座	6（火）蠍座 ●	6（木）射手座
7（日）天秤座	7（水）蠍座	7（金）山羊座
8（月）天秤座 ●	8（木）射手座	8（土）山羊座
9（火）蠍座	9（金）射手座	9（日）水瓶座
10（水）蠍座	10（土）山羊座	10（月）水瓶座
11（木）射手座	11（日）山羊座	11（火）水瓶座
12（金）射手座	12（月）水瓶座	12（水）魚座
13（土）山羊座	13（火）水瓶座 ◐	13（木）魚座 ◐
14（日）山羊座 ◐	14（水）魚座	14（金）牡羊座
15（月）山羊座	15（木）魚座	15（土）牡羊座
16（火）水瓶座	16（金）魚座	16（日）牡羊座
17（水）水瓶座	17（土）牡羊座	17（月）牡牛座
18（木）魚座	18（日）牡羊座	18（火）牡牛座
19（金）魚座	19（月）牡牛座	19（水）双子座
20（土）牡羊座	20（火）牡牛座	20（木）双子座
21（日）牡羊座	21（水）牡牛座 ○	21（金）双子座 ○
22（月）牡羊座 ○	22（木）双子座	22（土）蟹座
23（火）牡牛座	23（金）双子座	23（日）蟹座
24（水）牡牛座	24（土）蟹座	24（月）獅子座
25（木）牡牛座	25（日）蟹座	25（火）獅子座
26（金）双子座	26（月）蟹座	26（水）乙女座
27（土）双子座	27（火）獅子座	27（木）乙女座
28（日）蟹座	28（水）獅子座	28（金）天秤座 ◑
29（月）蟹座	29（木）乙女座 ◑	29（土）天秤座
30（火）獅子座 ◑	30（金）乙女座	30（日）天秤座
31（水）獅子座		31（月）蠍座

牡羊座　牡牛座　双子座　蟹座　獅子座　乙女座　天秤座　蠍座
射手座　山羊座　水瓶座　魚座

2029

7月	8月	9月
1（日）♓	1（水）♈	1（土）♊ ◑
2（月）♓	2（木）♉ ◑	2（日）♊
3（火）♈	3（金）♉	3（月）♋
4（水）♈ ◑	4（土）♉	4（火）♋
5（木）♈	5（日）♊	5（水）♋
6（金）♉	6（月）♊	6（木）♌
7（土）♉	7（火）♋	7（金）♌
8（日）♊	8（水）♋	8（土）♍ ●
9（月）♊	9（木）♌	9（日）♍
10（火）♊	10（金）♌ ●	10（月）♎
11（水）♋	11（土）♍	11（火）♎
12（木）♋ ●	12（日）♍	12（水）♏
13（金）♌	13（月）♍	13（木）♏
14（土）♌	14（火）♎	14（金）♐
15（日）♍	15（水）♎	15（土）♐ ◐
16（月）♍	16（木）♏	16（日）♑
17（火）♎	17（金）♏ ◐	17（月）♑
18（水）♎ ◐	18（土）♐	18（火）♒
19（木）♏	19（日）♐	19（水）♒
20（金）♏	20（月）♑	20（木）♒
21（土）♏	21（火）♑	21（金）♓
22（日）♐	22（水）♒	22（土）♓
23（月）♐	23（木）♒	23（日）♈ ○
24（火）♑	24（金）♒ ○	24（月）♈
25（水）♑ ○	25（土）♓	25（火）♈
26（木）♒	26（日）♓	26（水）♉
27（金）♒	27（月）♈	27（木）♉
28（土）♓	28（火）♈	28（金）♊
29（日）♓	29（水）♉	29（土）♊
30（月）♓	30（木）♉	30（日）♊
31（火）♈	31（金）♉	

○満月　◑欠けていく月（下弦）　●新月　◐満ちていく月（上弦）

4月	5月	6月
1（日） 蠍座	1（火） 射手座	1（金） 水瓶座
2（月） 蠍座	2（水） 射手座	2（土） 水瓶座
3（火） 射手座	3（木） 山羊座	3（日） 魚座
4（水） 射手座	4（金） 山羊座	4（月） 魚座 ◑
5（木） 山羊座	5（土） 水瓶座 ◑	5（火） 魚座
6（金） 山羊座 ◑	6（日） 水瓶座	6（水） 牡羊座
7（土） 水瓶座	7（月） 魚座	7（木） 牡羊座
8（日） 水瓶座	8（火） 魚座	8（金） 牡牛座
9（月） 水瓶座	9（水） 魚座	9（土） 牡牛座
10（火） 魚座	10（木） 牡羊座	10（日） 牡牛座
11（水） 魚座	11（金） 牡羊座	11（月） 双子座
12（木） 牡羊座	12（土） 牡牛座	12（火） 双子座 ●
13（金） 牡羊座	13（日） 牡牛座 ●	13（水） 蟹座
14（土） 牡羊座 ●	14（月） 牡牛座	14（木） 蟹座
15（日） 牡牛座	15（火） 双子座	15（金） 蟹座
16（月） 牡牛座	16（水） 双子座	16（土） 獅子座
17（火） 双子座	17（木） 蟹座	17（日） 獅子座
18（水） 双子座	18（金） 蟹座	18（月） 乙女座
19（木） 双子座	19（土） 獅子座	19（火） 乙女座 ◐
20（金） 蟹座	20（日） 獅子座	20（水） 天秤座
21（土） 蟹座	21（月） 獅子座 ◐	21（木） 天秤座
22（日） 獅子座 ◐	22（火） 乙女座	22（金） 蠍座
23（月） 獅子座	23（水） 乙女座	23（土） 蠍座
24（火） 乙女座	24（木） 天秤座	24（日） 射手座
25（水） 乙女座	25（金） 天秤座	25（月） 射手座
26（木） 天秤座	26（土） 蠍座	26（火） 山羊座 ○
27（金） 天秤座	27（日） 蠍座	27（水） 山羊座
28（土） 蠍座 ○	28（月） 射手座 ○	28（木） 山羊座
29（日） 蠍座	29（火） 射手座	29（金） 水瓶座
30（月） 射手座	30（水） 山羊座	30（土） 水瓶座
	31（木） 山羊座	

牡羊座　牡牛座　双子座　蟹座　獅子座　乙女座　天秤座　蠍座
射手座　山羊座　水瓶座　魚座

2029

1月	2月	3月
1（月）♋ ○	1（木）♍	1（木）♍ ○
2（火）♋	2（金）♍	2（金）♍
3（水）♌	3（土）♎	3（土）♎
4（木）♌	4（日）♎	4（日）♎
5（金）♍	5（月）♏	5（月）♏
6（土）♍	6（火）♏ ◑	6（火）♏
7（日）♎ ◑	7（水）♐	7（水）♐ ◑
8（月）♎	8（木）♐	8（木）♐
9（火）♏	9（金）♐	9（金）♑
10（水）♏	10（土）♑	10（土）♑
11（木）♐	11（日）♑	11（日）♒
12（金）♐	12（月）♒	12（月）♒
13（土）♑	13（火）♒ ●	13（火）♒
14（日）♑	14（水）♓	14（水）♓
15（月）♑ ●	15（木）♓	15（木）♓ ●
16（火）♒	16（金）♓	16（金）♈
17（水）♒	17（土）♈	17（土）♈
18（木）♓	18（日）♈	18（日）♈
19（金）♓	19（月）♉	19（月）♉
20（土）♓	20（火）♉	20（火）♉
21（日）♈	21（水）♉	21（水）♊
22（月）♈	22（木）♊ ◐	22（木）♊
23（火）♉ ◐	23（金）♊	23（金）♊ ◐
24（水）♉	24（土）♋	24（土）♋
25（木）♉	25（日）♋	25（日）♋
26（金）♊	26（月）♌	26（月）♌
27（土）♊	27（火）♌	27（火）♌
28（日）♋	28（水）♌	28（水）♍
29（月）♋		29（木）♍
30（火）♌ ○		30（金）♎ ○
31（水）♌		31（土）♎

○満月　◑欠けていく月（下弦）　●新月　◐満ちていく月（上弦）

10月	11月	12月
1（日）♓	1（水）♈	1（金）♉
2（月）♓	2（木）♉ ○	2（土）♊ ○
3（火）♈	3（金）♉	3（日）♊
4（水）♈ ○	4（土）♊	4（月）♋
5（木）♈	5（日）♊	5（火）♋
6（金）♉	6（月）♊	6（水）♌
7（土）♉	7（火）♋	7（木）♌
8（日）♊	8（水）♋	8（金）♌
9（月）♊	9（木）♌	9（土）♍ ◑
10（火）♊	10（金）♌ ◑	10（日）♍
11（水）♋ ◑	11（土）♍	11（月）♎
12（木）♋	12（日）♍	12（火）♎
13（金）♌	13（月）♎	13（水）♏
14（土）♌	14（火）♎	14（木）♏
15（日）♍	15（水）♏	15（金）♐
16（月）♍	16（木）♏ ●	16（土）♐ ●
17（火）♎	17（金）♐	17（日）♑
18（水）♎ ●	18（土）♐	18（月）♑
19（木）♏	19（日）♐	19（火）♒
20（金）♏	20（月）♑	20（水）♒
21（土）♐	21（火）♑	21（木）♒
22（日）♐	22（水）♒	22（金）♓
23（月）♑	23（木）♒	23（土）♓
24（火）♑	24（金）♓ ◐	24（日）♈ ◐
25（水）♑ ◐	25（土）♓	25（月）♈
26（木）♒	26（日）♓	26（火）♈
27（金）♒	27（月）♈	27（水）♉
28（土）♓	28（火）♈	28（木）♉
29（日）♓	29（水）♉	29（金）♊
30（月）♓	30（木）♉	30（土）♊
31（火）♈		31（日）♋

♈牡羊座　♉牡牛座　♊双子座　♋蟹座　♌獅子座　♍乙女座　♎天秤座　♏蠍座
♐射手座　♑山羊座　♒水瓶座　♓魚座

2028

7月	8月	9月
1（土）♎	1（火）♐	1（金）♒
2（日）♏	2（水）♑	2（土）♒
3（月）♏	3（木）♑	3（日）♒
4（火）♐	4（金）♑	4（月）♓ ○
5（水）♐	5（土）♒ ○	5（火）♓
6（木）♑	6（日）♒	6（水）♈
7（金）♑ ○	7（月）♓	7（木）♈
8（土）♒	8（火）♓	8（金）♈
9（日）♒	9（水）♓	9（土）♉
10（月）♒	10（木）♈	10（日）♉
11（火）♓	11（金）♈	11（月）♊
12（水）♓	12（土）♉	12（火）♊ ◑
13（木）♓	13（日）♉ ◑	13（水）♋
14（金）♈	14（月）♉	14（木）♋
15（土）♈ ◑	15（火）♊	15（金）♋
16（日）♉	16（水）♊	16（土）♌
17（月）♉	17（木）♋	17（日）♌
18（火）♊	18（金）♋	18（月）♍
19（水）♊	19（土）♌	19（火）♍ ●
20（木）♊	20（日）♌ ●	20（水）♎
21（金）♋	21（月）♍	21（木）♎
22（土）♋ ●	22（火）♍	22（金）♏
23（日）♌	23（水）♎	23（土）♏
24（月）♌	24（木）♎	24（日）♐
25（火）♍	25（金）♏	25（月）♐ ◐
26（水）♍	26（土）♏	26（火）♑
27（木）♎	27（日）♐ ◐	27（水）♑
28（金）♎	28（月）♐	28（木）♒
29（土）♏ ◐	29（火）♐	29（金）♒
30（日）♏	30（水）♑	30（土）♒
31（月）♐	31（木）♑	

○満月　◑欠けていく月（下弦）　●新月　◐満ちていく月（上弦）

4月	5月	6月
1（土）双子座	1（月）蟹座	1（木）乙女座
2（日）蟹座	2（火）獅子座 ◐	2（金）天秤座
3（月）蟹座 ◐	3（水）獅子座	3（土）天秤座
4（火）蟹座	4（木）乙女座	4（日）蠍座
5（水）獅子座	5（金）乙女座	5（月）蠍座
6（木）獅子座	6（土）天秤座	6（火）蠍座
7（金）乙女座	7（日）天秤座	7（水）射手座 ○
8（土）乙女座	8（月）蠍座	8（木）射手座
9（日）天秤座 ○	9（火）蠍座 ○	9（金）山羊座
10（月）天秤座	10（水）射手座	10（土）山羊座
11（火）蠍座	11（木）射手座	11（日）水瓶座
12（水）蠍座	12（金）山羊座	12（月）水瓶座
13（木）射手座	13（土）山羊座	13（火）水瓶座
14（金）射手座	14（日）山羊座	14（水）魚座
15（土）山羊座	15（月）水瓶座	15（木）魚座 ◑
16（日）山羊座	16（火）水瓶座 ◑	16（金）牡羊座
17（月）水瓶座 ◑	17（水）魚座	17（土）牡羊座
18（火）水瓶座	18（木）魚座	18（日）牡羊座
19（水）水瓶座	19（金）魚座	19（月）牡牛座
20（木）魚座	20（土）牡羊座	20（火）牡牛座
21（金）魚座	21（日）牡羊座	21（水）双子座
22（土）魚座	22（月）牡牛座	22（木）双子座
23（日）牡羊座	23（火）牡牛座	23（金）蟹座 ●
24（月）牡羊座	24（水）牡牛座 ●	24（土）蟹座
25（火）牡牛座 ●	25（木）双子座	25（日）獅子座
26（水）牡牛座	26（金）双子座	26（月）獅子座
27（木）双子座	27（土）蟹座	27（火）乙女座
28（金）双子座	28（日）蟹座	28（水）乙女座
29（土）双子座	29（月）獅子座	29（木）天秤座 ◐
30（日）蟹座	30（火）獅子座	30（金）天秤座
	31（水）乙女座 ◐	

牡羊座　牡牛座　双子座　蟹座　獅子座　乙女座　天秤座　蠍座
射手座　山羊座　水瓶座　魚座

2028

1月		2月		3月	
1（土）		1（火）		1（水）	
2（日）		2（水）		2（木）	
3（月）		3（木）		3（金）	
4（火）		4（金）	◐	4（土）	◐
5（水）	◐	5（土）		5（日）	
6（木）		6（日）		6（月）	
7（金）		7（月）		7（火）	
8（土）		8（火）		8（水）	
9（日）		9（水）		9（木）	
10（月）		10（木）		10（金）	
11（火）		11（金）	○	11（土）	○
12（水）	○	12（土）		12（日）	
13（木）		13（日）		13（月）	
14（金）		14（月）		14（火）	
15（土）		15（火）		15（水）	
16（日）		16（水）		16（木）	
17（月）		17（木）	◑	17（金）	
18（火）		18（金）		18（土）	◑
19（水）	◑	19（土）		19（日）	
20（木）		20（日）		20（月）	
21（金）		21（月）		21（火）	
22（土）		22（火）		22（水）	
23（日）		23（水）		23（木）	
24（月）		24（木）		24（金）	
25（火）		25（金）	●	25（土）	
26（水）		26（土）		26（日）	●
27（木）	●	27（日）		27（月）	
28（金）		28（月）		28（火）	
29（土）		29（火）		29（水）	
30（日）				30（木）	
31（月）				31（金）	

○満月　◑欠けていく月（下弦）　●新月　◐満ちていく月（上弦）

10月	11月	12月
1（金） ♎	1（月） ♐	1（水） ♑
2（土） ♏	2（火） ♐	2（木） ♑
3（日） ♏	3（水） ♑	3（金） ♒
4（月） ♐	4（木） ♑	4（土） ♒
5（火） ♐	5（金） ♑	5（日） ♒
6（水） ♐	6（土） ♒ ◐	6（月） ♓ ◐
7（木） ♑ ◐	7（日） ♒	7（火） ♓
8（金） ♑	8（月） ♓	8（水） ♈
9（土） ♒	9（火） ♓	9（木） ♈
10（日） ♒	10（水） ♓	10（金） ♉
11（月） ♒	11（木） ♈	11（土） ♉
12（火） ♓	12（金） ♈	12（日） ♉
13（水） ♓	13（土） ♉	13（月） ♊
14（木） ♈	14（日） ♉ ○	14（火） ♊ ○
15（金） ♈ ○	15（月） ♊	15（水） ♋
16（土） ♈	16（火） ♊	16（木） ♋
17（日） ♉	17（水） ♋	17（金） ♌
18（月） ♉	18（木） ♋	18（土） ♌
19（火） ♊	19（金） ♋	19（日） ♍
20（水） ♊	20（土） ♌	20（月） ♍ ◑
21（木） ♋	21（日） ♌ ◑	21（火） ♎
22（金） ♋	22（月） ♍	22（水） ♎
23（土） ♌ ◑	23（火） ♍	23（木） ♏
24（日） ♌	24（水） ♎	24（金） ♏
25（月） ♍	25（木） ♎	25（土） ♏
26（火） ♍	26（金） ♏	26（日） ♐
27（水） ♍	27（土） ♏	27（月） ♐
28（木） ♎	28（日） ♐ ●	28（火） ♑ ●
29（金） ♎ ●	29（月） ♐	29（水） ♑
30（土） ♏	30（火） ♐	30（木） ♒
31（日） ♏		31（金） ♒

♈ 牡羊座　♉ 牡牛座　♊ 双子座　♋ 蟹座　♌ 獅子座　♍ 乙女座　♎ 天秤座　♏ 蠍座
♐ 射手座　♑ 山羊座　♒ 水瓶座　♓ 魚座

2027

7月	8月	9月
1（木）	1（日）	1（水） ●
2（金）	2（月） ●	2（木）
3（土）	3（火）	3（金）
4（日） ●	4（水）	4（土）
5（月）	5（木）	5（日）
6（火）	6（金）	6（月）
7（水）	7（土）	7（火）
8（木）	8（日）	8（水） ◐
9（金）	9（月） ◐	9（木）
10（土）	10（火）	10（金）
11（日） ◐	11（水）	11（土）
12（月）	12（木）	12（日）
13（火）	13（金）	13（月）
14（水）	14（土）	14（火）
15（木）	15（日）	15（水）
16（金）	16（月）	16（木） ○
17（土）	17（火） ○	17（金）
18（日）	18（水）	18（土）
19（月） ○	19（木）	19（日）
20（火）	20（金）	20（月）
21（水）	21（土）	21（火）
22（木）	22（日）	22（水）
23（金）	23（月）	23（木） ◑
24（土）	24（火）	24（金）
25（日）	25（水） ◑	25（土）
26（月）	26（木）	26（日）
27（火） ◑	27（金）	27（月）
28（水）	28（土）	28（火）
29（木）	29（日）	29（水）
30（金）	30（月）	30（木） ●
31（土）	31（火）	

○満月　◑欠けていく月（下弦）　●新月　◐満ちていく月（上弦）

4月	5月	6月
1（木） 水瓶座	1（土） 魚座	1（火） 牡羊座
2（金） 水瓶座	2（日） 魚座	2（水） 牡牛座
3（土） 水瓶座	3（月） 魚座	3（木） 牡牛座
4（日） 魚座	4（火） 牡羊座	4（金） 双子座
5（月） 魚座	5（水） 牡羊座	5（土） 双子座 ●
6（火） 牡羊座	6（木） 牡牛座 ●	6（日） 蟹座
7（水） 牡羊座 ●	7（金） 牡牛座	7（月） 蟹座
8（木） 牡羊座	8（土） 双子座	8（火） 獅子座
9（金） 牡牛座	9（日） 双子座	9（水） 獅子座
10（土） 牡牛座	10（月） 蟹座	10（木） 獅子座
11（日） 双子座	11（火） 蟹座	11（金） 乙女座 ◐
12（月） 双子座	12（水） 獅子座	12（土） 乙女座
13（火） 蟹座	13（木） 獅子座 ◐	13（日） 天秤座
14（水） 蟹座 ◐	14（金） 乙女座	14（月） 天秤座
15（木） 獅子座	15（土） 乙女座	15（火） 蠍座
16（金） 獅子座	16（日） 天秤座	16（水） 蠍座
17（土） 乙女座	17（月） 天秤座	17（木） 射手座
18（日） 乙女座	18（火） 天秤座	18（金） 射手座
19（月） 天秤座	19（水） 蠍座	19（土） 射手座 ○
20（火） 天秤座	20（木） 蠍座 ○	20（日） 山羊座
21（水） 蠍座 ○	21（金） 射手座	21（月） 山羊座
22（木） 蠍座	22（土） 射手座	22（火） 水瓶座
23（金） 蠍座	23（日） 山羊座	23（水） 水瓶座
24（土） 射手座	24（月） 山羊座	24（木） 水瓶座
25（日） 射手座	25（火） 山羊座	25（金） 魚座
26（月） 山羊座	26（水） 水瓶座	26（土） 魚座
27（火） 山羊座	27（木） 水瓶座	27（日） 牡羊座 ◑
28（水） 山羊座	28（金） 水瓶座 ◑	28（月） 牡羊座
29（木） 水瓶座 ◑	29（土） 魚座	29（火） 牡羊座
30（金） 水瓶座	30（日） 魚座	30（水） 牡牛座
	31（月） 牡羊座	

牡羊座　牡牛座　双子座　蟹座　獅子座　乙女座　天秤座　蠍座
射手座　山羊座　水瓶座　魚座

2027

1月	2月	3月
1（金）♎	1（月）♐	1（月）♐
2（土）♏	2（火）♐	2（火）♑
3（日）♏	3（水）♑	3（水）♑
4（月）♐	4（木）♑	4（木）♑
5（火）♐	5（金）♑	5（金）♒
6（水）♐	6（土）♒	6（土）♒
7（木）♑	7（日）♒ ●	7（日）♒
8（金）♑ ●	8（月）♓	8（月）♓ ●
9（土）♒	9（火）♓	9（火）♓
10（日）♒	10（水）♓	10（水）♈
11（月）♒	11（木）♈	11（木）♈
12（火）♓	12（金）♈	12（金）♉
13（水）♓	13（土）♉	13（土）♉
14（木）♈	14（日）♉ ◐	14（日）♊
15（金）♈	15（月）♊	15（月）♊
16（土）♈ ◐	16（火）♊	16（火）♊ ◐
17（日）♉	17（水）♋	17（水）♋
18（月）♉	18（木）♋	18（木）♋
19（火）♊	19（金）♌	19（金）♌
20（水）♊	20（土）♌	20（土）♌
21（木）♋	21（日）♍ ○	21（日）♍
22（金）♋ ○	22（月）♍	22（月）♍ ○
23（土）♌	23（火）♎	23（火）♎
24（日）♌	24（水）♎	24（水）♎
25（月）♍	25（木）♎	25（木）♏
26（火）♍	26（金）♏	26（金）♏
27（水）♎	27（土）♏	27（土）♐
28（木）♎	28（日）♐ ◑	28（日）♐
29（金）♏ ◑		29（月）♐
30（土）♏		30（火）♑ ◑
31（日）♏		31（水）♑

○満月　◑欠けていく月（下弦）　●新月　◐満ちていく月（上弦）

10月	11月	12月
1（木）双子座	1（日）蟹座	1（火）乙女座 ◑
2（金）双子座	2（月）獅子座 ◑	2（水）乙女座
3（土）蟹座 ◑	3（火）獅子座	3（木）天秤座
4（日）蟹座	4（水）乙女座	4（金）天秤座
5（月）獅子座	5（木）乙女座	5（土）天秤座
6（火）獅子座	6（金）天秤座	6（日）蠍座
7（水）獅子座	7（土）天秤座	7（月）蠍座
8（木）乙女座	8（日）蠍座	8（火）射手座
9（金）乙女座	9（月）蠍座 ●	9（水）射手座 ●
10（土）天秤座	10（火）蠍座	10（木）射手座
11（日）天秤座 ●	11（水）射手座	11（金）山羊座
12（月）蠍座	12（木）射手座	12（土）山羊座
13（火）蠍座	13（金）山羊座	13（日）水瓶座
14（水）蠍座	14（土）山羊座	14（月）水瓶座
15（木）射手座	15（日）山羊座	15（火）水瓶座
16（金）射手座	16（月）水瓶座	16（水）魚座
17（土）山羊座	17（火）水瓶座 ◐	17（木）魚座 ◐
18（日）山羊座	18（水）魚座	18（金）牡羊座
19（月）山羊座 ◐	19（木）魚座	19（土）牡羊座
20（火）水瓶座	20（金）魚座	20（日）牡牛座
21（水）水瓶座	21（土）牡羊座	21（月）牡牛座
22（木）魚座	22（日）牡羊座	22（火）双子座
23（金）魚座	23（月）牡牛座	23（水）双子座
24（土）牡羊座	24（火）牡牛座 ○	24（木）蟹座 ○
25（日）牡羊座	25（水）双子座	25（金）蟹座
26（月）牡羊座 ○	26（木）双子座	26（土）獅子座
27（火）牡牛座	27（金）蟹座	27（日）獅子座
28（水）牡牛座	28（土）蟹座	28（月）乙女座
29（木）双子座	29（日）獅子座	29（火）乙女座
30（金）双子座	30（月）獅子座	30（水）乙女座
31（土）蟹座		31（木）天秤座 ◑

牡羊座　牡牛座　双子座　蟹座　獅子座　乙女座　天秤座　蠍座
射手座　山羊座　水瓶座　魚座

2026

7月	8月	9月
1（水）♑	1（土）♓	1（火）♈
2（木）♒	2（日）♓	2（水）♉
3（金）♒	3（月）♈	3（木）♉
4（土）♒	4（火）♈	4（金）♊ ◑
5（日）♓	5（水）♈	5（土）♊
6（月）♓	6（木）♉ ◑	6（日）♋
7（火）♈	7（金）♉	7（月）♋
8（水）♈ ◑	8（土）♊	8（火）♌
9（木）♉	9（日）♊	9（水）♌
10（金）♉	10（月）♋	10（木）♍
11（土）♊	11（火）♋	11（金）♍ ●
12（日）♊	12（水）♌	12（土）♍
13（月）♋	13（木）♌ ●	13（日）♎
14（火）♋ ●	14（金）♍	14（月）♎
15（水）♌	15（土）♍	15（火）♏
16（木）♌	16（日）♎	16（水）♏
17（金）♌	17（月）♎	17（木）♐
18（土）♍	18（火）♏	18（金）♐
19（日）♍	19（水）♏	19（土）♐ ◐
20（月）♎	20（木）♏ ◐	20（日）♑
21（火）♎ ◐	21（金）♐	21（月）♑
22（水）♏	22（土）♐	22（火）♒
23（木）♏	23（日）♑	23（水）♒
24（金）♏	24（月）♑	24（木）♒
25（土）♐	25（火）♑	25（金）♓
26（日）♐	26（水）♒	26（土）♓
27（月）♑	27（木）♒	27（日）♈ ○
28（火）♑	28（金）♓ ○	28（月）♈
29（水）♑ ○	29（土）♓	29（火）♉
30（木）♒	30（日）♓	30（水）♉
31（金）♒	31（月）♈	

○満月　◑欠けていく月（下弦）　●新月　◐満ちていく月（上弦）

4月	5月	6月
1（水）♍	1（金）♏	1（月）♐
2（木）♎ ○	2（土）♏ ○	2（火）♐
3（金）♎	3（日）♏	3（水）♑
4（土）♏	4（月）♐	4（木）♑
5（日）♏	5（火）♐	5（金）♒
6（月）♏	6（水）♑	6（土）♒
7（火）♐	7（木）♑	7（日）♒
8（水）♐	8（金）♑	8（月）♓ ◑
9（木）♑	9（土）♒	9（火）♓
10（金）♑ ◑	10（日）♒ ◑	10（水）♈
11（土）♑	11（月）♓	11（木）♈
12（日）♒	12（火）♓	12（金）♉
13（月）♒	13（水）♓	13（土）♉
14（火）♓	14（木）♈	14（日）♊
15（水）♓	15（金）♈	15（月）♊ ●
16（木）♈	16（土）♉	16（火）♋
17（金）♈ ●	17（日）♉ ●	17（水）♋
18（土）♉	18（月）♊	18（木）♌
19（日）♉	19（火）♊	19（金）♌
20（月）♊	20（水）♋	20（土）♍
21（火）♊	21（木）♋	21（日）♍
22（水）♋	22（金）♌	22（月）♎ ◐
23（木）♋	23（土）♌ ◐	23（火）♎
24（金）♌ ◐	24（日）♍	24（水）♎
25（土）♌	25（月）♍	25（木）♏
26（日）♌	26（火）♎	26（金）♏
27（月）♍	27（水）♎	27（土）♐
28（火）♍	28（木）♎	28（日）♐
29（水）♎	29（金）♏	29（月）♐
30（木）♎	30（土）♏	30（火）♑ ○
	31（日）♐ ○	

♈ 牡羊座　♉ 牡牛座　♊ 双子座　♋ 蟹座　♌ 獅子座　♍ 乙女座　♎ 天秤座　♏ 蠍座
♐ 射手座　♑ 山羊座　♒ 水瓶座　♓ 魚座

2026

1月	2月	3月
1（木）♊	1（日）♋	1（日）♌
2（金）♊	2（月）♌ ○	2（月）♌
3（土）♋ ○	3（火）♌	3（火）♍ ○
4（日）♋	4（水）♍	4（水）♍
5（月）♌	5（木）♍	5（木）♎
6（火）♌	6（金）♎	6（金）♎
7（水）♍	7（土）♎	7（土）♎
8（木）♍	8（日）♏	8（日）♏
9（金）♍	9（月）♏ ◑	9（月）♏
10（土）♎	10（火）♏	10（火）♐
11（日）♎ ◑	11（水）♐	11（水）♐ ◑
12（月）♏	12（木）♐	12（木）♐
13（火）♏	13（金）♑	13（金）♑
14（水）♏	14（土）♑	14（土）♑
15（木）♐	15（日）♑	15（日）♒
16（金）♐	16（月）♒	16（月）♒
17（土）♑	17（火）♒ ●	17（火）♒
18（日）♑	18（水）♓	18（水）♓
19（月）♒ ●	19（木）♓	19（木）♓ ●
20（火）♒	20（金）♈	20（金）♈
21（水）♒	21（土）♈	21（土）♈
22（木）♓	22（日）♈	22（日）♉
23（金）♓	23（月）♉	23（月）♉
24（土）♈	24（火）♉ ◐	24（火）♊
25（日）♈	25（水）♊	25（水）♊
26（月）♉ ◐	26（木）♊	26（木）♋ ◐
27（火）♉	27（金）♋	27（金）♋
28（水）♊	28（土）♋	28（土）♌
29（木）♊		29（日）♌
30（金）♋		30（月）♍
31（土）♋		31（火）♍

○満月　◑欠けていく月（下弦）　●新月　◐満ちていく月（上弦）

10月	11月	12月
1（水）山羊座	1（土）魚座	1（月）牡羊座
2（木）水瓶座	2（日）魚座	2（火）牡羊座
3（金）水瓶座	3（月）牡羊座	3（水）牡牛座
4（土）水瓶座	4（火）牡羊座	4（木）牡牛座
5（日）魚座	5（水）牡牛座 ○	5（金）双子座 ○
6（月）魚座	6（木）牡牛座	6（土）双子座
7（火）牡羊座 ○	7（金）双子座	7（日）蟹座
8（水）牡羊座	8（土）双子座	8（月）蟹座
9（木）牡牛座	9（日）蟹座	9（火）獅子座
10（金）牡牛座	10（月）蟹座	10（水）獅子座
11（土）双子座	11（火）獅子座	11（木）乙女座
12（日）双子座	12（水）獅子座 ◑	12（金）乙女座 ◑
13（月）蟹座	13（木）獅子座	13（土）天秤座
14（火）蟹座 ◑	14（金）乙女座	14（日）天秤座
15（水）獅子座	15（土）乙女座	15（月）天秤座
16（木）獅子座	16（日）天秤座	16（火）蠍座
17（金）乙女座	17（月）天秤座	17（水）蠍座
18（土）乙女座	18（火）蠍座	18（木）射手座
19（日）乙女座	19（水）蠍座	19（金）射手座
20（月）天秤座	20（木）蠍座 ●	20（土）射手座 ●
21（火）天秤座 ●	21（金）射手座	21（日）山羊座
22（水）蠍座	22（土）射手座	22（月）山羊座
23（木）蠍座	23（日）山羊座	23（火）水瓶座
24（金）蠍座	24（月）山羊座	24（水）水瓶座
25（土）射手座	25（火）山羊座	25（木）水瓶座
26（日）射手座	26（水）水瓶座	26（金）魚座
27（月）山羊座	27（木）水瓶座	27（土）魚座
28（火）山羊座	28（金）魚座 ◐	28（日）牡羊座 ◐
29（水）山羊座	29（土）魚座	29（月）牡羊座
30（木）水瓶座 ◐	30（日）魚座	30（火）牡牛座
31（金）水瓶座		31（水）牡牛座

牡羊座　牡牛座　双子座　蟹座　獅子座　乙女座　天秤座　蠍座
射手座　山羊座　水瓶座　魚座

2025

7月	8月	9月
1（火）♍	1（金）♏ ◐	1（月）♐
2（水）♎	2（土）♏	2（火）♐
3（木）♎ ◐	3（日）♏	3（水）♑
4（金）♎	4（月）♐	4（木）♑
5（土）♏	5（火）♐	5（金）♒
6（日）♏	6（水）♑	6（土）♒
7（月）♐	7（木）♑	7（日）♓
8（火）♐	8（金）♑	8（月）♓ ○
9（水）♐	9（土）♒ ○	9（火）♈
10（木）♑	10（日）♒	10（水）♈
11（金）♑ ○	11（月）♓	11（木）♉
12（土）♒	12（火）♓	12（金）♉
13（日）♒	13（水）♈	13（土）♊
14（月）♒	14（木）♈	14（日）♊ ◑
15（火）♓	15（金）♉	15（月）♊
16（水）♓	16（土）♉ ◑	16（火）♋
17（木）♈	17（日）♊	17（水）♋
18（金）♈ ◑	18（月）♊	18（木）♌
19（土）♉	19（火）♋	19（金）♌
20（日）♉	20（水）♋	20（土）♍
21（月）♊	21（木）♋	21（日）♍
22（火）♊	22（金）♌	22（月）♎ ●
23（水）♋	23（土）♌ ●	23（火）♎
24（木）♋	24（日）♍	24（水）♎
25（金）♌ ●	25（月）♍	25（木）♏
26（土）♌	26（火）♎	26（金）♏
27（日）♍	27（水）♎	27（土）♐
28（月）♍	28（木）♎	28（日）♐
29（火）♍	29（金）♏	29（月）♐
30（水）♎	30（土）♏	30（火）♑ ◐
31（木）♎	31（日）♐ ◐	

○満月　◑欠けていく月（下弦）　●新月　◐満ちていく月（上弦）

4月	5月	6月
1（火） 牡牛座	1（木） 双子座	1（日） 獅子座
2（水） 双子座	2（金） 蟹座	2（月） 獅子座
3（木） 双子座	3（土） 蟹座	3（火） 乙女座 ◐
4（金） 蟹座	4（日） 獅子座 ◐	4（水） 乙女座
5（土） 蟹座 ◐	5（月） 獅子座	5（木） 天秤座
6（日） 蟹座	6（火） 乙女座	6（金） 天秤座
7（月） 獅子座	7（水） 乙女座	7（土） 天秤座
8（火） 獅子座	8（木） 乙女座	8（日） 蠍座
9（水） 乙女座	9（金） 天秤座	9（月） 蠍座
10（木） 乙女座	10（土） 天秤座	10（火） 射手座
11（金） 乙女座	11（日） 蠍座	11（水） 射手座 ○
12（土） 天秤座	12（月） 蠍座	12（木） 射手座
13（日） 天秤座 ○	13（火） 蠍座 ○	13（金） 山羊座
14（月） 蠍座	14（水） 射手座	14（土） 山羊座
15（火） 蠍座	15（木） 射手座	15（日） 水瓶座
16（水） 蠍座	16（金） 山羊座	16（月） 水瓶座
17（木） 射手座	17（土） 山羊座	17（火） 魚座
18（金） 射手座	18（日） 山羊座	18（水） 魚座
19（土） 山羊座	19（月） 水瓶座	19（木） 魚座 ◑
20（日） 山羊座	20（火） 水瓶座 ◑	20（金） 牡羊座
21（月） 山羊座 ◑	21（水） 魚座	21（土） 牡羊座
22（火） 水瓶座	22（木） 魚座	22（日） 牡牛座
23（水） 水瓶座	23（金） 牡羊座	23（月） 牡牛座
24（木） 魚座	24（土） 牡羊座	24（火） 双子座
25（金） 魚座	25（日） 牡牛座	25（水） 双子座 ●
26（土） 牡羊座	26（月） 牡牛座	26（木） 蟹座
27（日） 牡羊座	27（火） 双子座 ●	27（金） 蟹座
28（月） 牡牛座 ●	28（水） 双子座	28（土） 獅子座
29（火） 牡牛座	29（木） 蟹座	29（日） 獅子座
30（水） 双子座	30（金） 蟹座	30（月） 乙女座
	31（土） 獅子座	

牡羊座　牡牛座　双子座　蟹座　獅子座　乙女座　天秤座　蠍座
射手座　山羊座　水瓶座　魚座

2025

1月	2月	3月
1（水）♑	1（土）♓	1（土）♓
2（木）♒	2（日）♓	2（日）♈
3（金）♒	3（月）♈	3（月）♈
4（土）♓	4（火）♈	4（火）♉
5（日）♓	5（水）♉ ◐	5（水）♉
6（月）♈	6（木）♉	6（木）♊
7（火）♈ ◐	7（金）♊	7（金）♊ ◐
8（水）♉	8（土）♊	8（土）♋
9（木）♉	9（日）♋	9（日）♋
10（金）♉	10（月）♋	10（月）♌
11（土）♊	11（火）♌	11（火）♌
12（日）♊	12（水）♌ ○	12（水）♌
13（月）♋	13（木）♌	13（木）♍
14（火）♋ ○	14（金）♍	14（金）♍ ○
15（水）♌	15（土）♍	15（土）♎
16（木）♌	16（日）♎	16（日）♎
17（金）♍	17（月）♎	17（月）♎
18（土）♍	18（火）♎	18（火）♏
19（日）♍	19（水）♏	19（水）♏
20（月）♎	20（木）♏	20（木）♐
21（火）♎	21（金）♐ ◑	21（金）♐
22（水）♏ ◑	22（土）♐	22（土）♐ ◑
23（木）♏	23（日）♐	23（日）♑
24（金）♏	24（月）♑	24（月）♑
25（土）♐	25（火）♑	25（火）♒
26（日）♐	26（水）♒	26（水）♒
27（月）♑	27（木）♒	27（木）♓
28（火）♑	28（金）♓ ●	28（金）♓
29（水）♒ ●		29（土）♈ ●
30（木）♒		30（日）♈
31（金）♓		31（月）♉

○満月　◑欠けていく月（下弦）　●新月　◐満ちていく月（上弦）

10月	11月	12月
1（火） 乙女座	1（金） 蠍座 ●	1（日） 射手座 ●
2（水） 天秤座	2（土） 蠍座	2（月） 射手座
3（木） 天秤座 ●	3（日） 蠍座	3（火） 山羊座
4（金） 天秤座	4（月） 射手座	4（水） 山羊座
5（土） 蠍座	5（火） 射手座	5（木） 山羊座
6（日） 蠍座	6（水） 山羊座	6（金） 水瓶座
7（月） 蠍座	7（木） 山羊座	7（土） 水瓶座
8（火） 射手座	8（金） 水瓶座	8（日） 魚座
9（水） 射手座	9（土） 水瓶座 ◐	9（月） 魚座 ◐
10（木） 山羊座	10（日） 水瓶座	10（火） 牡羊座
11（金） 山羊座 ◐	11（月） 魚座	11（水） 牡羊座
12（土） 水瓶座	12（火） 魚座	12（木） 牡牛座
13（日） 水瓶座	13（水） 牡羊座	13（金） 牡牛座
14（月） 魚座	14（木） 牡羊座	14（土） 双子座
15（火） 魚座	15（金） 牡牛座	15（日） 双子座 ○
16（水） 牡羊座	16（土） 牡牛座 ○	16（月） 蟹座
17（木） 牡羊座 ○	17（日） 双子座	17（火） 蟹座
18（金） 牡牛座	18（月） 双子座	18（水） 蟹座
19（土） 牡牛座	19（火） 蟹座	19（木） 獅子座
20（日） 双子座	20（水） 蟹座	20（金） 獅子座
21（月） 双子座	21（木） 獅子座	21（土） 乙女座
22（火） 蟹座	22（金） 獅子座	22（日） 乙女座
23（水） 蟹座	23（土） 獅子座 ◑	23（月） 天秤座 ◑
24（木） 蟹座 ◑	24（日） 乙女座	24（火） 天秤座
25（金） 獅子座	25（月） 乙女座	25（水） 天秤座
26（土） 獅子座	26（火） 天秤座	26（木） 蠍座
27（日） 乙女座	27（水） 天秤座	27（金） 蠍座
28（月） 乙女座	28（木） 天秤座	28（土） 射手座
29（火） 乙女座	29（金） 蠍座	29（日） 射手座
30（水） 天秤座	30（土） 蠍座	30（月） 射手座
31（木） 天秤座		31（火） 山羊座 ●

牡羊座　牡牛座　双子座　蟹座　獅子座　乙女座　天秤座　蠍座
射手座　山羊座　水瓶座　魚座

2024

7月	8月	9月
1（月）♉	1（木）♊	1（日）♌
2（火）♉	2（金）♋	2（月）♌
3（水）♊	3（土）♋	3（火）♍ ●
4（木）♊	4（日）♌ ●	4（水）♍
5（金）♋	5（月）♌	5（木）♎
6（土）♋ ●	6（火）♍	6（金）♎
7（日）♋	7（水）♍	7（土）♎
8（月）♌	8（木）♍	8（日）♏
9（火）♌	9（金）♎	9（月）♏
10（水）♍	10（土）♎	10（火）♐
11（木）♍	11（日）♏	11（水）♐ ◐
12（金）♍	12（月）♏	12（木）♐
13（土）♎	13（火）♏ ◐	13（金）♑
14（日）♎ ◐	14（水）♐	14（土）♑
15（月）♏	15（木）♐	15（日）♒
16（火）♏	16（金）♑	16（月）♒
17（水）♏	17（土）♑	17（火）♓
18（木）♐	18（日）♒	18（水）♓ ○
19（金）♐	19（月）♒	19（木）♈
20（土）♑	20（火）♓ ○	20（金）♈
21（日）♑ ○	21（水）♓	21（土）♉
22（月）♒	22（木）♓	22（日）♉
23（火）♒	23（金）♈	23（月）♊
24（水）♓	24（土）♈	24（火）♊
25（木）♓	25（日）♉	25（水）♋ ◑
26（金）♈	26（月）♉ ◑	26（木）♋
27（土）♈	27（火）♊	27（金）♌
28（日）♉ ◑	28（水）♊	28（土）♌
29（月）♉	29（木）♋	29（日）♌
30（火）♊	30（金）♋	30（月）♍
31（水）♊	31（土）♌	

○満月　◑欠けていく月（下弦）　●新月　◐満ちていく月（上弦）

4月	5月	6月
1（月） ♐	1（水） ♒ ◑	1（土） ♓
2（火） ♑ ◑	2（木） ♒	2（日） ♈
3（水） ♑	3（金） ♓	3（月） ♈
4（木） ♒	4（土） ♓	4（火） ♉
5（金） ♒	5（日） ♈	5（水） ♉
6（土） ♓	6（月） ♈	6（木） ♊ ●
7（日） ♓	7（火） ♉	7（金） ♊
8（月） ♈	8（水） ♉ ●	8（土） ♋
9（火） ♈ ●	9（木） ♉	9（日） ♋
10（水） ♉	10（金） ♊	10（月） ♌
11（木） ♉	11（土） ♊	11（火） ♌
12（金） ♊	12（日） ♋	12（水） ♌
13（土） ♊	13（月） ♋	13（木） ♍
14（日） ♋	14（火） ♌	14（金） ♍ ◐
15（月） ♋	15（水） ♌ ◐	15（土） ♎
16（火） ♋ ◐	16（木） ♍	16（日） ♎
17（水） ♌	17（金） ♍	17（月） ♎
18（木） ♌	18（土） ♍	18（火） ♏
19（金） ♍	19（日） ♎	19（水） ♏
20（土） ♍	20（月） ♎	20（木） ♐
21（日） ♍	21（火） ♏	21（金） ♐
22（月） ♎	22（水） ♏	22（土） ♐ ○
23（火） ♎	23（木） ♏ ○	23（日） ♑
24（水） ♏ ○	24（金） ♐	24（月） ♑
25（木） ♏	25（土） ♐	25（火） ♒
26（金） ♏	26（日） ♑	26（水） ♒
27（土） ♐	27（月） ♑	27（木） ♓
28（日） ♐	28（火） ♒	28（金） ♓
29（月） ♑	29（水） ♒	29（土） ♈ ◑
30（火） ♑	30（木） ♒ ◑	30（日） ♈
	31（金） ♓	

♈ 牡羊座　♉ 牡牛座　♊ 双子座　♋ 蟹座　♌ 獅子座　♍ 乙女座　♎ 天秤座　♏ 蠍座
♐ 射手座　♑ 山羊座　♒ 水瓶座　♓ 魚座

2024

1月	2月	3月
1（月）♍	1（木）♎	1（金）♏
2（火）♍	2（金）♏	2（土）♏
3（水）♍	3（土）♏ ◑	3（日）♐
4（木）♎ ◑	4（日）♏	4（月）♐ ◑
5（金）♎	5（月）♐	5（火）♑
6（土）♏	6（火）♐	6（水）♑
7（日）♏	7（水）♑	7（木）♑
8（月）♐	8（木）♑	8（金）♒
9（火）♐	9（金）♒	9（土）♒
10（水）♐	10（土）♒ ●	10（日）♓ ●
11（木）♑ ●	11（日）♓	11（月）♓
12（金）♑	12（月）♓	12（火）♈
13（土）♒	13（火）♈	13（水）♈
14（日）♒	14（水）♈	14（木）♉
15（月）♓	15（木）♉	15（金）♉
16（火）♓	16（金）♉	16（土）♊
17（水）♈	17（土）♊ ◐	17（日）♊ ◐
18（木）♈ ◐	18（日）♊	18（月）♋
19（金）♉	19（月）♊	19（火）♋
20（土）♉	20（火）♋	20（水）♌
21（日）♊	21（水）♋	21（木）♌
22（月）♊	22（木）♌	22（金）♌
23（火）♋	23（金）♌	23（土）♍
24（水）♋	24（土）♌ ○	24（日）♍
25（木）♋	25（日）♍	25（月）♎ ○
26（金）♌ ○	26（月）♍	26（火）♎
27（土）♌	27（火）♎	27（水）♎
28（日）♍	28（水）♎	28（木）♏
29（月）♍	29（木）♎	29（金）♏
30（火）♍		30（土）♐
31（水）♎		31（日）♐

○満月　◑欠けていく月（下弦）　●新月　◐満ちていく月（上弦）

10月	11月	12月
1（日）牡羊座	1（水）双子座	1（金）蟹座
2（月）牡牛座	2（木）蟹座	2（土）獅子座
3（火）牡牛座	3（金）蟹座	3（日）獅子座
4（水）双子座	4（土）蟹座	4（月）獅子座
5（木）双子座	5（日）獅子座 ◑	5（火）乙女座 ◑
6（金）蟹座 ◑	6（月）獅子座	6（水）乙女座
7（土）蟹座	7（火）乙女座	7（木）天秤座
8（日）蟹座	8（水）乙女座	8（金）天秤座
9（月）獅子座	9（木）乙女座	9（土）天秤座
10（火）獅子座	10（金）天秤座	10（日）蠍座
11（水）乙女座	11（土）天秤座	11（月）蠍座
12（木）乙女座	12（日）蠍座	12（火）射手座
13（金）乙女座	13（月）蠍座 ●	13（水）射手座 ●
14（土）天秤座	14（火）蠍座	14（木）山羊座
15（日）天秤座 ●	15（水）射手座	15（金）山羊座
16（月）蠍座	16（木）射手座	16（土）水瓶座
17（火）蠍座	17（金）山羊座	17（日）水瓶座
18（水）射手座	18（土）山羊座	18（月）魚座
19（木）射手座	19（日）水瓶座	19（火）魚座
20（金）射手座	20（月）水瓶座 ◐	20（水）牡羊座 ◐
21（土）山羊座	21（火）魚座	21（木）牡羊座
22（日）山羊座 ◐	22（水）魚座	22（金）牡羊座
23（月）水瓶座	23（木）牡羊座	23（土）牡牛座
24（火）水瓶座	24（金）牡羊座	24（日）牡牛座
25（水）魚座	25（土）牡牛座	25（月）双子座
26（木）魚座	26（日）牡牛座	26（火）双子座
27（金）牡羊座	27（月）牡牛座 ○	27（水）蟹座 ○
28（土）牡羊座	28（火）双子座	28（木）蟹座
29（日）牡牛座 ○	29（水）双子座	29（金）蟹座
30（月）牡牛座	30（木）蟹座	30（土）獅子座
31（火）双子座		31（日）獅子座

牡羊座　牡牛座　双子座　蟹座　獅子座　乙女座　天秤座　蠍座
射手座　山羊座　水瓶座　魚座

2023

7月	8月	9月
1（土）♐	1（火）♑	1（金）♓
2（日）♐	2（水）♒ ○	2（土）♈
3（月）♑ ○	3（木）♒	3（日）♈
4（火）♑	4（金）♓	4（月）♉
5（水）♒	5（土）♓	5（火）♉
6（木）♒	6（日）♈	6（水）♊
7（金）♓	7（月）♈	7（木）♊ ◑
8（土）♓	8（火）♉ ◑	8（金）♊
9（日）♈	9（水）♉	9（土）♋
10（月）♈ ◑	10（木）♊	10（日）♋
11（火）♈	11（金）♊	11（月）♌
12（水）♉	12（土）♋	12（火）♌
13（木）♉	13（日）♋	13（水）♌
14（金）♊	14（月）♋	14（木）♍
15（土）♊	15（火）♌	15（金）♍ ●
16（日）♋	16（水）♌ ●	16（土）♎
17（月）♋	17（木）♌	17（日）♎
18（火）♋ ●	18（金）♍	18（月）♎
19（水）♌	19（土）♍	19（火）♏
20（木）♌	20（日）♎	20（水）♏
21（金）♍	21（月）♎	21（木）♐
22（土）♍	22（火）♎	22（金）♐
23（日）♍	23（水）♏	23（土）♑ ◐
24（月）♎	24（木）♏ ◐	24（日）♑
25（火）♎	25（金）♐	25（月）♑
26（水）♏ ◐	26（土）♐	26（火）♒
27（木）♏	27（日）♑	27（水）♒
28（金）♏	28（月）♑	28（木）♓
29（土）♐	29（火）♒	29（金）♓ ○
30（日）♐	30（水）♒	30（土）♈
31（月）♑	31（木）♓ ○	

○満月　◑欠けていく月（下弦）　●新月　◐満ちていく月（上弦）

4月	5月	6月
1（土）♌	1（月）♍	1（木）♎
2（日）♌	2（火）♍	2（金）♏
3（月）♍	3（水）♎	3（土）♏
4（火）♍	4（木）♎	4（日）♐ ○
5（水）♎	5（金）♏	5（月）♐
6（木）♎ ○	6（土）♏ ○	6（火）♑
7（金）♎	7（日）♐	7（水）♑
8（土）♏	8（月）♐	8（木）♒
9（日）♏	9（火）♐	9（金）♒
10（月）♐	10（水）♑	10（土）♓
11（火）♐	11（木）♑	11（日）♓ ◑
12（水）♑	12（金）♒ ◑	12（月）♈
13（木）♑ ◑	13（土）♒	13（火）♈
14（金）♒	14（日）♓	14（水）♉
15（土）♒	15（月）♓	15（木）♉
16（日）♓	16（火）♈	16（金）♉
17（月）♓	17（水）♈	17（土）♊
18（火）♓	18（木）♉	18（日）♊ ●
19（水）♈	19（金）♉	19（月）♋
20（木）♈ ●	20（土）♊ ●	20（火）♋
21（金）♉	21（日）♊	21（水）♌
22（土）♉	22（月）♊	22（木）♌
23（日）♊	23（火）♋	23（金）♌
24（月）♊	24（水）♋	24（土）♍
25（火）♋	25（木）♌	25（日）♍
26（水）♋	26（金）♌	26（月）♎ ◐
27（木）♋	27（土）♌	27（火）♎
28（金）♌ ◐	28（日）♍ ◐	28（水）♎
29（土）♌	29（月）♍	29（木）♏
30（日）♍	30（火）♎	30（金）♏
	31（水）♎	

♈ 牡羊座　♉ 牡牛座　♊ 双子座　♋ 蟹座　♌ 獅子座　♍ 乙女座　♎ 天秤座　♏ 蠍座
♐ 射手座　♑ 山羊座　♒ 水瓶座　♓ 魚座

2023

1月	2月	3月
1（日） ♉	1（水） ♊	1（水） ♊
2（月） ♉	2（木） ♋	2（木） ♋
3（火） ♉	3（金） ♋	3（金） ♋
4（水） ♊	4（土） ♋	4（土） ♌
5（木） ♊	5（日） ♌	5（日） ♌
6（金） ♋	6（月） ♌ ○	6（月） ♌
7（土） ♋ ○	7（火） ♍	7（火） ♍ ○
8（日） ♋	8（水） ♍	8（水） ♍
9（月） ♌	9（木） ♍	9（木） ♎
10（火） ♌	10（金） ♎	10（金） ♎
11（水） ♍	11（土） ♎	11（土） ♎
12（木） ♍	12（日） ♏	12（日） ♏
13（金） ♍	13（月） ♏	13（月） ♏
14（土） ♎	14（火） ♏ ◑	14（火） ♐
15（日） ♎ ◑	15（水） ♐	15（水） ♐ ◑
16（月） ♏	16（木） ♐	16（木） ♑
17（火） ♏	17（金） ♑	17（金） ♑
18（水） ♐	18（土） ♑	18（土） ♒
19（木） ♐	19（日） ♒	19（日） ♒
20（金） ♑	20（月） ♒ ●	20（月） ♓
21（土） ♑	21（火） ♓	21（火） ♓
22（日） ♒ ●	22（水） ♓	22（水） ♈ ●
23（月） ♒	23（木） ♈	23（木） ♈
24（火） ♓	24（金） ♈	24（金） ♉
25（水） ♓	25（土） ♉	25（土） ♉
26（木） ♈	26（日） ♉	26（日） ♉
27（金） ♈	27（月） ♊ ◐	27（月） ♊
28（土） ♈	28（火） ♊	28（火） ♊
29（日） ♉ ◐		29（水） ♋ ◐
30（月） ♉		30（木） ♋
31（火） ♊		31（金） ♌

○ 満月　◑ 欠けていく月（下弦）　● 新月　◐ 満ちていく月（上弦）

10月	11月	12月
1（土）♐	1（火）♒ ◐	1（木）♓
2（日）♐	2（水）♒	2（金）♓
3（月）♑ ◐	3（木）♓	3（土）♈
4（火）♑	4（金）♓	4（日）♈
5（水）♒	5（土）♓	5（月）♉
6（木）♒	6（日）♈	6（火）♉
7（金）♓	7（月）♈	7（水）♊
8（土）♓	8（火）♉ ○	8（木）♊ ○
9（日）♈	9（水）♉	9（金）♊
10（月）♈ ○	10（木）♊	10（土）♋
11（火）♉	11（金）♊	11（日）♋
12（水）♉	12（土）♊	12（月）♌
13（木）♉	13（日）♋	13（火）♌
14（金）♊	14（月）♋	14（水）♌
15（土）♊	15（火）♌	15（木）♍
16（日）♋	16（水）♌ ◑	16（金）♍ ◑
17（月）♋	17（木）♌	17（土）♎
18（火）♋ ◑	18（金）♍	18（日）♎
19（水）♌	19（土）♍	19（月）♎
20（木）♌	20（日）♎	20（火）♏
21（金）♍	21（月）♎	21（水）♏
22（土）♍	22（火）♏	22（木）♐
23（日）♍	23（水）♏	23（金）♐ ●
24（月）♎	24（木）♐ ●	24（土）♑
25（火）♎ ●	25（金）♐	25（日）♑
26（水）♏	26（土）♑	26（月）♒
27（木）♏	27（日）♑	27（火）♒
28（金）♐	28（月）♒	28（水）♓
29（土）♐	29（火）♒	29（木）♓
30（日）♑	30（水）♒ ◐	30（金）♈ ◐
31（月）♑		31（土）♈

♈ 牡羊座　♉ 牡牛座　♊ 双子座　♋ 蟹座　♌ 獅子座　♍ 乙女座　♎ 天秤座　♏ 蠍座
♐ 射手座　♑ 山羊座　♒ 水瓶座　♓ 魚座

2022

7月	8月	9月
1（金）♋	1（月）♍	1（木）♏
2（土）♌	2（火）♍	2（金）♏
3（日）♌	3（水）♎	3（土）♐
4（月）♍	4（木）♎	4（日）♐ ◐
5（火）♍	5（金）♏ ◐	5（月）♐
6（水）♎	6（土）♏	6（火）♑
7（木）♎ ◐	7（日）♐	7（水）♑
8（金）♎	8（月）♐	8（木）♒
9（土）♏	9（火）♑	9（金）♒
10（日）♏	10（水）♑	10（土）♓ ○
11（月）♐	11（木）♒	11（日）♓
12（火）♐	12（金）♒ ○	12（月）♈
13（水）♑	13（土）♓	13（火）♈
14（木）♑ ○	14（日）♓	14（水）♉
15（金）♒	15（月）♈	15（木）♉
16（土）♒	16（火）♈	16（金）♊
17（日）♓	17（水）♈	17（土）♊
18（月）♓	18（木）♉	18（日）♊ ◑
19（火）♈	19（金）♉ ◑	19（月）♋
20（水）♈ ◑	20（土）♊	20（火）♋
21（木）♉	21（日）♊	21（水）♌
22（金）♉	22（月）♊	22（木）♌
23（土）♉	23（火）♋	23（金）♌
24（日）♊	24（水）♋	24（土）♍
25（月）♊	25（木）♌	25（日）♍
26（火）♋	26（金）♌	26（月）♎ ●
27（水）♋	27（土）♌ ●	27（火）♎
28（木）♋	28（日）♍	28（水）♎
29（金）♌ ●	29（月）♍	29（木）♏
30（土）♌	30（火）♎	30（金）♏
31（日）♍	31（水）♎	

○満月　◑欠けていく月（下弦）　●新月　◐満ちていく月（上弦）

4月	5月	6月
1（金）牡羊座 ●	1（日）牡牛座 ●	1（水）双子座
2（土）牡羊座	2（月）牡牛座	2（木）蟹座
3（日）牡牛座	3（火）双子座	3（金）蟹座
4（月）牡牛座	4（水）双子座	4（土）獅子座
5（火）牡牛座	5（木）双子座	5（日）獅子座
6（水）双子座	6（金）蟹座	6（月）獅子座
7（木）双子座	7（土）蟹座	7（火）乙女座 ◐
8（金）蟹座	8（日）獅子座	8（水）乙女座
9（土）蟹座 ◐	9（月）獅子座 ◐	9（木）天秤座
10（日）蟹座	10（火）乙女座	10（金）天秤座
11（月）獅子座	11（水）乙女座	11（土）蠍座
12（火）獅子座	12（木）乙女座	12（日）蠍座
13（水）乙女座	13（金）天秤座	13（月）射手座
14（木）乙女座	14（土）天秤座	14（火）射手座 ○
15（金）天秤座	15（日）蠍座	15（水）山羊座
16（土）天秤座	16（月）蠍座 ○	16（木）山羊座
17（日）天秤座 ○	17（火）射手座	17（金）水瓶座
18（月）蠍座	18（水）射手座	18（土）水瓶座
19（火）蠍座	19（木）山羊座	19（日）水瓶座
20（水）射手座	20（金）山羊座	20（月）魚座
21（木）射手座	21（土）水瓶座	21（火）魚座 ◑
22（金）山羊座	22（日）水瓶座	22（水）牡羊座
23（土）山羊座 ◑	23（月）魚座 ◑	23（木）牡羊座
24（日）水瓶座	24（火）魚座	24（金）牡牛座
25（月）水瓶座	25（水）牡羊座	25（土）牡牛座
26（火）魚座	26（木）牡羊座	26（日）牡牛座
27（水）魚座	27（金）牡羊座	27（月）双子座
28（木）牡羊座	28（土）牡牛座	28（火）双子座
29（金）牡羊座	29（日）牡牛座	29（水）蟹座 ●
30（土）牡羊座	30（月）双子座 ●	30（木）蟹座
	31（火）双子座	

牡羊座　牡牛座　双子座　蟹座　獅子座　乙女座　天秤座　蠍座
射手座　山羊座　水瓶座　魚座

2022

1月	2月	3月
1（土）♐	1（火）♒ ●	1（火）♒
2（日）♐	2（水）♒	2（水）♓
3（月）♐ ●	3（木）♓	3（木）♓ ●
4（火）♒	4（金）♓	4（金）♓
5（水）♒	5（土）♈	5（土）♈
6（木）♒	6（日）♈	6（日）♈
7（金）♓	7（月）♉	7（月）♉
8（土）♓	8（火）♉ ◐	8（火）♉
9（日）♈	9（水）♉	9（水）♊
10（月）♈ ◐	10（木）♊	10（木）♊ ◐
11（火）♉	11（金）♊	11（金）♊
12（水）♉	12（土）♊	12（土）♋
13（木）♉	13（日）♋	13（日）♋
14（金）♊	14（月）♋	14（月）♌
15（土）♊	15（火）♌	15（火）♌
16（日）♋	16（水）♌	16（水）♌
17（月）♋	17（木）♍ ○	17（木）♍
18（火）♋ ○	18（金）♍	18（金）♍ ○
19（水）♌	19（土）♍	19（土）♎
20（木）♌	20（日）♎	20（日）♎
21（金）♍	21（月）♎	21（月）♏
22（土）♍	22（火）♏	22（火）♏
23（日）♎	23（水）♏	23（水）♐
24（月）♎	24（木）♐ ◑	24（木）♐
25（火）♎ ◑	25（金）♐	25（金）♑ ◑
26（水）♏	26（土）♑	26（土）♑
27（木）♏	27（日）♑	27（日）♑
28（金）♐	28（月）♒	28（月）♒
29（土）♐		29（火）♒
30（日）♑		30（水）♓
31（月）♑		31（木）♓

○満月　◑欠けていく月（下弦）　●新月　◐満ちていく月（上弦）

10月	11月	12月
1（金）蟹座	1（月）乙女座	1（水）天秤座
2（土）獅子座	2（火）乙女座	2（木）蠍座
3（日）獅子座	3（水）天秤座	3（金）蠍座
4（月）乙女座	4（木）天秤座	4（土）射手座 ●
5（火）乙女座	5（金）蠍座 ●	5（日）射手座
6（水）天秤座 ●	6（土）蠍座	6（月）山羊座
7（木）天秤座	7（日）射手座	7（火）山羊座
8（金）蠍座	8（月）射手座	8（水）水瓶座
9（土）蠍座	9（火）山羊座	9（木）水瓶座
10（日）射手座	10（水）山羊座	10（金）魚座
11（月）射手座	11（木）水瓶座 ◐	11（土）魚座 ◐
12（火）山羊座	12（金）水瓶座	12（日）牡羊座
13（水）山羊座 ◐	13（土）魚座	13（月）牡羊座
14（木）水瓶座	14（日）魚座	14（火）牡羊座
15（金）水瓶座	15（月）牡羊座	15（水）牡牛座
16（土）水瓶座	16（火）牡羊座	16（木）牡牛座
17（日）魚座	17（水）牡羊座	17（金）双子座
18（月）魚座	18（木）牡牛座	18（土）双子座
19（火）牡羊座	19（金）牡牛座 ○	19（日）双子座 ○
20（水）牡羊座 ○	20（土）双子座	20（月）蟹座
21（木）牡牛座	21（日）双子座	21（火）蟹座
22（金）牡牛座	22（月）双子座	22（水）獅子座
23（土）牡牛座	23（火）蟹座	23（木）獅子座
24（日）双子座	24（水）蟹座	24（金）獅子座
25（月）双子座	25（木）獅子座	25（土）乙女座
26（火）蟹座	26（金）獅子座	26（日）乙女座
27（水）蟹座	27（土）獅子座 ◑	27（月）天秤座 ◑
28（木）蟹座	28（日）乙女座	28（火）天秤座
29（金）獅子座 ◑	29（月）乙女座	29（水）天秤座
30（土）獅子座	30（火）天秤座	30（木）蠍座
31（日）乙女座		31（金）蠍座

牡羊座　牡牛座　双子座　蟹座　獅子座　乙女座　天秤座　蠍座
射手座　山羊座　水瓶座　魚座

2021

7月	8月	9月
1（木）♓	1（日）♉	1（水）♊
2（金）♈ ◑	2（月）♉	2（木）♋
3（土）♈	3（火）♊	3（金）♋
4（日）♉	4（水）♊	4（土）♌
5（月）♉	5（木）♋	5（日）♌
6（火）♉	6（金）♋	6（月）♌
7（水）♊	7（土）♋	7（火）♍ ●
8（木）♊	8（日）♌ ●	8（水）♍
9（金）♋	9（月）♌	9（木）♎
10（土）♋ ●	10（火）♍	10（金）♎
11（日）♋	11（水）♍	11（土）♏
12（月）♌	12（木）♎	12（日）♏
13（火）♌	13（金）♎	13（月）♐
14（水）♍	14（土）♎	14（火）♐ ◐
15（木）♍	15（日）♏	15（水）♑
16（金）♎	16（月）♏ ◐	16（木）♑
17（土）♎ ◐	17（火）♐	17（金）♒
18（日）♏	18（水）♐	18（土）♒
19（月）♏	19（木）♑	19（日）♓
20（火）♐	20（金）♑	20（月）♓
21（水）♐	21（土）♒	21（火）♓ ○
22（木）♑	22（日）♒ ○	22（水）♈
23（金）♑	23（月）♓	23（木）♈
24（土）♑ ○	24（火）♓	24（金）♉
25（日）♒	25（水）♈	25（土）♉
26（月）♒	26（木）♈	26（日）♉
27（火）♓	27（金）♈	27（月）♊
28（水）♓	28（土）♉	28（火）♊
29（木）♈	29（日）♉	29（水）♋ ◑
30（金）♈	30（月）♊ ◑	30（木）♋
31（土）♉ ◑	31（火）♊	

○満月　◑欠けていく月（下弦）　●新月　◐満ちていく月（上弦）

4月	5月	6月
1（木） 蠍座	1（土） 山羊座	1（火） 水瓶座
2（金） 射手座	2（日） 山羊座	2（水） 魚座 ◑
3（土） 射手座	3（月） 水瓶座	3（木） 魚座
4（日） 山羊座 ◑	4（火） 水瓶座 ◑	4（金） 牡羊座
5（月） 山羊座	5（水） 水瓶座	5（土） 牡羊座
6（火） 水瓶座	6（木） 魚座	6（日） 牡羊座
7（水） 水瓶座	7（金） 魚座	7（月） 牡牛座
8（木） 魚座	8（土） 牡羊座	8（火） 牡牛座
9（金） 魚座	9（日） 牡羊座	9（水） 双子座
10（土） 魚座	10（月） 牡羊座	10（木） 双子座 ●
11（日） 牡羊座	11（火） 牡牛座	11（金） 双子座
12（月） 牡羊座 ●	12（水） 牡牛座 ●	12（土） 蟹座
13（火） 牡牛座	13（木） 双子座	13（日） 蟹座
14（水） 牡牛座	14（金） 双子座	14（月） 獅子座
15（木） 牡牛座	15（土） 双子座	15（火） 獅子座
16（金） 双子座	16（日） 蟹座	16（水） 獅子座
17（土） 双子座	17（月） 蟹座	17（木） 乙女座
18（日） 蟹座	18（火） 獅子座	18（金） 乙女座 ◐
19（月） 蟹座	19（水） 獅子座	19（土） 天秤座
20（火） 蟹座 ◐	20（木） 乙女座 ◐	20（日） 天秤座
21（水） 獅子座	21（金） 乙女座	21（月） 蠍座
22（木） 獅子座	22（土） 乙女座	22（火） 蠍座
23（金） 乙女座	23（日） 天秤座	23（水） 射手座
24（土） 乙女座	24（月） 天秤座	24（木） 射手座
25（日） 天秤座	25（火） 蠍座	25（金） 山羊座 ○
26（月） 天秤座	26（水） 蠍座 ○	26（土） 山羊座
27（火） 蠍座 ○	27（木） 射手座	27（日） 水瓶座
28（水） 蠍座	28（金） 射手座	28（月） 水瓶座
29（木） 射手座	29（土） 山羊座	29（火） 魚座
30（金） 射手座	30（日） 山羊座	30（水） 魚座
	31（月） 水瓶座	

牡羊座　牡牛座　双子座　蟹座　獅子座　乙女座　天秤座　蠍座
射手座　山羊座　水瓶座　魚座

2021

1月	2月	3月
1（金）♌	1（月）♍	1（月）♎
2（土）♌	2（火）♎	2（火）♎
3（日）♌	3（水）♎	3（水）♏
4（月）♍	4（木）♏	4（木）♏
5（火）♍	5（金）♏ ◑	5（金）♐
6（水）♎ ◑	6（土）♐	6（土）♐ ◑
7（木）♎	7（日）♐	7（日）♐
8（金）♏	8（月）♑	8（月）♑
9（土）♏	9（火）♑	9（火）♑
10（日）♐	10（水）♑	10（水）♒
11（月）♐	11（木）♒	11（木）♒
12（火）♑	12（金）♒ ●	12（金）♓
13（水）♑ ●	13（土）♓	13（土）♓ ●
14（木）♒	14（日）♓	14（日）♓
15（金）♒	15（月）♈	15（月）♈
16（土）♓	16（火）♈	16（火）♈
17（日）♓	17（水）♈	17（水）♉
18（月）♓	18（木）♉	18（木）♉
19（火）♈	19（金）♉	19（金）♉
20（水）♈	20（土）♊ ◐	20（土）♊
21（木）♉ ◐	21（日）♊	21（日）♊ ◐
22（金）♉	22（月）♊	22（月）♋
23（土）♉	23（火）♋	23（火）♋
24（日）♊	24（水）♋	24（水）♌
25（月）♊	25（木）♌	25（木）♌
26（火）♋	26（金）♌	26（金）♌
27（水）♋	27（土）♍ ○	27（土）♍
28（木）♋	28（日）♍	28（日）♍
29（金）♌ ○		29（月）♎ ○
30（土）♌		30（火）♎
31（日）♍		31（水）♏

○満月　◑欠けていく月（下弦）　●新月　◐満ちていく月（上弦）

10月	11月	12月
1（木） 魚座	1（日） 牡牛座	1（火） 双子座
2（金） 牡羊座 ○	2（月） 牡牛座	2（水） 双子座
3（土） 牡羊座	3（火） 双子座	3（木） 蟹座
4（日） 牡牛座	4（水） 双子座	4（金） 蟹座
5（月） 牡牛座	5（木） 蟹座	5（土） 獅子座
6（火） 牡牛座	6（金） 蟹座	6（日） 獅子座
7（水） 双子座	7（土） 蟹座	7（月） 乙女座
8（木） 双子座	8（日） 獅子座 ◑	8（火） 乙女座 ◑
9（金） 蟹座	9（月） 獅子座	9（水） 乙女座
10（土） 蟹座 ◑	10（火） 乙女座	10（木） 天秤座
11（日） 蟹座	11（水） 乙女座	11（金） 天秤座
12（月） 獅子座	12（木） 天秤座	12（土） 蠍座
13（火） 獅子座	13（金） 天秤座	13（日） 蠍座
14（水） 乙女座	14（土） 蠍座	14（月） 射手座
15（木） 乙女座	15（日） 蠍座 ●	15（火） 射手座 ●
16（金） 天秤座	16（月） 射手座	16（水） 山羊座
17（土） 天秤座 ●	17（火） 射手座	17（木） 山羊座
18（日） 蠍座	18（水） 山羊座	18（金） 水瓶座
19（月） 蠍座	19（木） 山羊座	19（土） 水瓶座
20（火） 射手座	20（金） 水瓶座	20（日） 魚座
21（水） 射手座	21（土） 水瓶座	21（月） 魚座
22（木） 山羊座	22（日） 水瓶座 ◐	22（火） 牡羊座 ◐
23（金） 山羊座 ◐	23（月） 魚座	23（水） 牡羊座
24（土） 水瓶座	24（火） 魚座	24（木） 牡羊座
25（日） 水瓶座	25（水） 牡羊座	25（金） 牡牛座
26（月） 魚座	26（木） 牡羊座	26（土） 牡牛座
27（火） 魚座	27（金） 牡羊座	27（日） 牡牛座
28（水） 魚座	28（土） 牡牛座	28（月） 双子座
29（木） 牡羊座	29（日） 牡牛座	29（火） 双子座
30（金） 牡羊座	30（月） 双子座 ○	30（水） 蟹座 ○
31（土） 牡牛座 ○		31（木） 蟹座

牡羊座　牡牛座　双子座　蟹座　獅子座　乙女座　天秤座　蠍座
射手座　山羊座　水瓶座　魚座

2020

7月	8月	9月
1（水）	1（土）	1（火）
2（木）	2（日）	2（水） ○
3（金）	3（月）	3（木）
4（土）	4（火） ○	4（金）
5（日） ○	5（水）	5（土）
6（月）	6（木）	6（日）
7（火）	7（金）	7（月）
8（水）	8（土）	8（火）
9（木）	9（日）	9（水）
10（金）	10（月）	10（木） ◑
11（土）	11（火）	11（金）
12（日）	12（水） ◑	12（土）
13（月） ◑	13（木）	13（日）
14（火）	14（金）	14（月）
15（水）	15（土）	15（火）
16（木）	16（日）	16（水）
17（金）	17（月）	17（木） ●
18（土）	18（火）	18（金）
19（日）	19（水） ●	19（土）
20（月）	20（木）	20（日）
21（火） ●	21（金）	21（月）
22（水）	22（土）	22（火）
23（木）	23（日）	23（水）
24（金）	24（月）	24（木） ◐
25（土）	25（火）	25（金）
26（日）	26（水） ◐	26（土）
27（月） ◐	27（木）	27（日）
28（火）	28（金）	28（月）
29（水）	29（土）	29（火）
30（木）	30（日）	30（水）
31（金）	31（月）	

○満月　◑欠けていく月（下弦）　●新月　◐満ちていく月（上弦）

4月	5月	6月
1（水） ♋ ◐	1（金） ♌ ◐	1（月） ♎
2（木） ♋	2（土） ♌	2（火） ♎
3（金） ♌	3（日） ♍	3（水） ♏
4（土） ♌	4（月） ♍	4（木） ♏
5（日） ♍	5（火） ♎	5（金） ♐
6（月） ♍	6（水） ♎	6（土） ♐ ○
7（火） ♎	7（木） ♏ ○	7（日） ♑
8（水） ♎ ○	8（金） ♏	8（月） ♑
9（木） ♏	9（土） ♐	9（火） ♑
10（金） ♏	10（日） ♐	10（水） ♒
11（土） ♐	11（月） ♑	11（木） ♒
12（日） ♐	12（火） ♑	12（金） ♓
13（月） ♐	13（水） ♒	13（土） ♓ ◑
14（火） ♑	14（木） ♒ ◑	14（日） ♈
15（水） ♑ ◑	15（金） ♒	15（月） ♈
16（木） ♒	16（土） ♓	16（火） ♈
17（金） ♒	17（日） ♓	17（水） ♉
18（土） ♓	18（月） ♈	18（木） ♉
19（日） ♓	19（火） ♈	19（金） ♊
20（月） ♓	20（水） ♈	20（土） ♊
21（火） ♈	21（木） ♉	21（日） ♊ ●
22（水） ♈	22（金） ♉	22（月） ♋
23（木） ♉ ●	23（土） ♊ ●	23（火） ♋
24（金） ♉	24（日） ♊	24（水） ♌
25（土） ♉	25（月） ♊	25（木） ♌
26（日） ♊	26（火） ♋	26（金） ♍
27（月） ♊	27（水） ♋	27（土） ♍
28（火） ♋	28（木） ♌	28（日） ♎ ◐
29（水） ♋	29（金） ♌	29（月） ♎
30（木） ♋	30（土） ♍ ◐	30（火） ♏
	31（日） ♍	

♈牡羊座　♉牡牛座　♊双子座　♋蟹座　♌獅子座　♍乙女座　♎天秤座　♏蠍座
♐射手座　♑山羊座　♒水瓶座　♓魚座

2020

1月	2月	3月
1（水）♓	1（土）♈	1（日）♉
2（木）♓	2（日）♉ ◐	2（月）♊
3（金）♈ ◐	3（月）♉	3（火）♊ ◐
4（土）♈	4（火）♊	4（水）♊
5（日）♉	5（水）♊	5（木）♋
6（月）♉	6（木）♋	6（金）♋
7（火）♉	7（金）♋	7（土）♌
8（水）♊	8（土）♌	8（日）♌
9（木）♊	9（日）♌ ○	9（月）♍
10（金）♋	10（月）♌	10（火）♍ ○
11（土）♋ ○	11（火）♍	11（水）♎
12（日）♌	12（水）♍	12（木）♎
13（月）♌	13（木）♎	13（金）♏
14（火）♍	14（金）♎	14（土）♏
15（水）♍	15（土）♏	15（日）♐
16（木）♎	16（日）♏ ◑	16（月）♐ ◑
17（金）♎ ◑	17（月）♐	17（火）♑
18（土）♏	18（火）♐	18（水）♑
19（日）♏	19（水）♑	19（木）♑
20（月）♐	20（木）♑	20（金）♒
21（火）♐	21（金）♒	21（土）♒
22（水）♐	22（土）♒	22（日）♓
23（木）♑	23（日）♒	23（月）♓
24（金）♑	24（月）♓ ●	24（火）♓ ●
25（土）♒ ●	25（火）♓	25（水）♈
26（日）♒	26（水）♈	26（木）♈
27（月）♒	27（木）♈	27（金）♉
28（火）♓	28（金）♈	28（土）♉
29（水）♓	29（土）♉	29（日）♉
30（木）♈		30（月）♊
31（金）♈		31（火）♊

○満月　◑欠けていく月（下弦）　●新月　◐満ちていく月（上弦）

巻末付録

月の星座カレンダー

2020.1 〜 2030.12

牡羊座
牡牛座
双子座
蟹座
獅子座
乙女座
天秤座
蠍座
射手座
山羊座
水瓶座
魚座

○ 満月
● 新月
◑ 欠けていく月（下弦）
◐ 満ちていく月（上弦）

※月の相は、「国立天文台」のホームページを参考にしています。

■著者紹介

ヨハンナ・パウンガー（Johanna Paungger）

1953年、オーストリア生まれ。チロル地方の古くから続く農家に生まれる。幼いときから祖父に「月のリズムによる暮らし」の手ほどきを受けて育つ。噂を伝え聞いた人たちから講演をたのまれるようになり、夫トーマス・ポッペと出会う。その後、共同で執筆を開始。共著に『続・月の癒し――「自然のリズム」と共に生きる』（パンローリング）、『ザ・コード 人生をひらく誕生日の数字』（SBクリエイティブ）などがある。

トーマス・ポッペ（Thomas Poppe）

1952年、ドイツ生まれ。翻訳家、ノンフィクションライター。主に哲学、宗教、生物学、ヒーリングなどの分野で活躍。妻のヨハンナとともに「月のリズムによる適切な時期」に従う暮らしを提案している。

■訳者紹介

小川捷子（おがわ・しょうこ）

大学卒業後、ドイツ、アメリカに留学。帰国後、通訳、航空会社勤務を経て、現在フリーで翻訳に携わっている。

本書は『月の癒《いや》し』（1997年、飛鳥新社刊）を新装改訂したものです。

2020年2月3日 初版第1刷発行

フェニックスシリーズ ⑰

月の癒《いや》し
――自分の力で

著　者　ヨハンナ・パウンガー、トーマス・ポッペ
訳　者　小川捷子
発行者　後藤康徳
発行所　パンローリング株式会社
〒160-0023　東京都新宿区西新宿7-9-18　6階
TEL 03-5386-7391　FAX 03-5386-7393
http://www.panrolling.com/
E-mail　info@panrolling.com
装　丁　パンローリング装丁室
印刷・製本　株式会社シナノ

ISBN978-4-7759-4223-9